中文翻译版

罗马Ⅳ
基层医院和非消化科医生
功能性胃肠病手册

Rome Ⅳ
Functional Gastrointestinal Disorders
for Primary Care and Non-GI Clinicians

主　编　Joel Heidelbaugh, MD　　Pali Hungin, MD, FRCGP
　　　　罗马Ⅳ基层医疗委员会
主　审　方秀才
主　译　李晓青　费贵军

科学出版社
北　京

图字：01-2016-6216 号

内 容 简 介

本书包括三部分，第一部分主要介绍功能性胃肠病在基层医院的诊治策略以及"以患者为中心"的诊疗理念。第二部分系统并提纲挈领地介绍了功能性胃肠病罗马Ⅳ标准中功能性食管病、功能性胃十二指肠疾病、功能性肠病、功能性肛门直肠疾病、儿童功能性胃肠病以及中枢介导的胃肠道疼痛病。第三部分补充介绍了功能性胃肠病的多维度临床资料剖析及多元文化特征。并在附文中列出了详尽的功能性胃肠病罗马Ⅳ诊断标准。

本书可供基层医院医生、全科医生、非消化专科医生、保健工作者、护士、医学生等阅读参考。

图书在版编目（CIP）数据

罗马Ⅳ：基层医院和非消化科医生功能性胃肠病手册/（美）海德尔鲍（Heidelbaugh, J）主编；李晓青，费贵军主译. —北京：科学出版社，2018.6
书名原文：Rome Ⅳ Functional Gastrointestinal Disorders for Primary Care and Non-GI Clinicians

ISBN 978-7-03-057723-8

Ⅰ. 罗… Ⅱ. ①海… ②李… ③费… Ⅲ. 功能性疾病–胃肠病–诊疗–手册 Ⅳ. ①R57-62

中国版本图书馆 CIP 数据核字（2018）第 124348 号

责任编辑：丁慧颖 / 责任校对：张小霞
责任印制：赵 博 / 封面设计：陈 敬

版权所有，违者必究。未经本社许可，数字图书馆不得使用

©2016 The Rome Foundation, Inc., All rights reserved
Rome IV Functional Gastrointestinal Disorders for Primary Care and Non-GI Clinicians
Translated by Science Press pursuant to express written license.

科学出版社 出版
北京东黄城根北街 16 号
邮政编码：100717
http://www.sciencep.com

天津市新科印刷有限公司　印刷
科学出版社发行　各地新华书店经销
*
2018 年 6 月第 一 版　　开本：720×1000　1/16
2018 年 6 月第一次印刷　印张：9 1/2
字数：171 000
定价：58.00 元
(如有印装质量问题，我社负责调换)

谨以此书献给罗马Ⅳ委员会全体委员，感谢他们辛勤的努力和奉献！感谢我们的家人在整个过程中对我们给予的支持！感谢我们的工作人员为我们实现目标所做出的积极努力。是大家的努力使罗马Ⅳ成为现实——她将使我们的临床医生、研究人员、年轻医生和患者从中受益。

罗马基金会其他教材

《罗马Ⅳ：功能性胃肠病/肠-脑互动异常》，第 4 版
《功能性胃肠病多维度临床资料剖析》，第 2 版
《罗马Ⅳ：常见胃肠道症状诊断流程》，第 2 版
《研究人员和临床医生专用罗马Ⅳ诊断问卷和表格》
《罗马Ⅳ：儿童功能性胃肠病/肠-脑互动异常》
《罗马Ⅳ电脑版学习程序》
《罗马Ⅲ：功能性胃肠病》，第 3 版
《罗马Ⅲ：多维度临床资料剖析》
《罗马Ⅲ：诊断流程》
《了解易激的肠道：功能性胃肠病》
《罗马Ⅱ：功能性胃肠病》
《功能性胃肠病：诊断、病理生理学和治疗——多国共识（罗马Ⅰ）》

罗马基金会的使命：
改善功能性胃肠病患者的生活

罗马基金会的目标：
- 促进全球对功能性胃肠病（FGIDs）的认识，规范 FGIDs 诊疗
- 加强对其病理生理学的系统性理解
- 优化患者的临床管理
- 开发并提供教育资源以完成以上目标

主编委员会

DOUGLAS A. DROSSMAN, MD, *Senior Editor*
  President, Rome Foundation
  Professor Emeritus of Medicine and Psychiatry
  UNC Center for Functional GI and Motility Disorders
  University of North Carolina
  The Drossman Center for the Education and Practice of Biopsychosocial Care
  Drossman Gastroenterology
  Chapel Hill, NC, USA

LIN CHANG, MD, *Editor*
  Professor of Medicine
  Gail and Gerald Oppenheimer Family Center for Neurobiology of Stress
  Division of Digestive Diseases
  David Geffen School of Medicine at University of California, Los Angeles
  Los Angeles, CA, USA

WILLIAM D. CHEY, MD, *Editor*
  Timothy T. Nostrant Professor of Gastroenterology & Nutrition Sciences
  Director, GI Nutrition & Behavioral Wellness Program
  Co-Director, Michigan Bowel Control Program
  Division of Gastroenterology
  University of Michigan Health System
  Ann Arbor, MI, USA

JOHN KELLOW, MD, *Editor*
  Associate Professor and Head of the Discipline of Medicine
  Northern Clinical School
  University of Sydney
  Sydney, NSW, Australia

JAN TACK, MD, PhD, *Editor*
  Professor of Medicine
  Head, Department of Clinical and Experimental Medicine
  Head of Clinic, Department of Gastroenterology
  University Hospital KU Leuven
  Translational Research Center for Gastrointestinal Disorders (TARGID)
  Leuven, Belgium

WILLIAM E. WHITEHEAD, PhD, *Editor*
  Professor of Medicine and OBGYN
  Director, UNC Center for Functional GI and Motility Disorders
  Division of Gastroenterology and Hepatology
  UNC School of Medicine
  Chapel Hill, NC, USA

罗马Ⅳ基层医疗委员会

Pali Hungin, MD, FRCGP, *Chair*
Professor of Primary Care and General
 Practice
Durham University
School of Medicine, Pharmacy and
 Health
Queen's Campus
Stockton on Tees
Durham, UK

Joel J. Heidelbaugh, MD
Professor, Departments of Family
 Medicine and Urology
University of Michigan Medical School
Ann Arbor, Michigan, USA

Niek J. de Wit, MD, PhD
Professor, Julius Center for Health
 Sciences and Primary Care
University Medical Center
Utrecht, Netherlands

Bohumil Seifert, MD, PhD
Associate Professor, Institute of General
 Practice
First Faculty of Medicine
Charles University in Prague
Prague, Czech Republic

Jean W.M. Muris, MD
Professor of Family Medicine
Maastricht University
Maastricht, Netherlands

Greg Rubin, MBBS, FRCGP
Professor of General Practice and
 Primary Care
Wolfson Research Institute
Durham University
School of Medicine, Pharmacy and Health
Stockton on Tees
Durham, UK

Ami D. Sperber, MD, MSPH
Emeritus Professor of Medicine
Faculty of Health Sciences
Ben-Gurion University of the Negev
Beer-Sheva, Israel

William Cayley, Jr., MD
Professor (CHS)
University of Wisconsin Department of
 Family Medicine and Community
 Health
Eau Claire, Wisconsin, USA

《罗马Ⅳ：基层医院和非消化科医生功能性胃肠病手册》译校人员

（按姓氏汉语拼音排序）

柏小寅　北京协和医院内科
方秀才　北京协和医院消化内科
费贵军　北京协和医院消化内科
樊文娟　北京协和医院内科
李晓青　北京协和医院消化内科
陆　佳　北京协和医院内科
沙　悦　北京协和医院普通内科
魏　薇　北京协和医院内科
张晟瑜　北京协和医院消化内科

序

功能性胃肠病（functional gastrointestinal disorders，FGIDs）在我们的社会中一直存在。20 多年以来，罗马基金会一直致力于寻求更好地描述这类疾病的特点，将它们整合到一个合理的分类系统中，为科研和临床诊疗制订诊断标准，并最终努力将这些信息传播到全世界。我们的使命是"改善功能性胃肠病患者的生活"。

10 多年后（自 2006 年罗马Ⅲ发表以来）的今天，我们发布了罗马Ⅳ，这是 FGIDs 领域最为综合和先进的教育项目。作为我们工作的一部分，罗马基金会（主要由胃肠病学专家组成）第一次决定与其他领域的专家合作，以便能惠及更大范围的治疗功能性胃肠病的医疗人员：基层医院医生。这本由 Joel Heidelbaugh 和 Pali Hungin 主编的《罗马Ⅳ：基层医院和非消化科医生功能性胃肠病手册》正是这份努力的结晶。

这本小巧的手册内容简洁，旨在帮助忙碌的基层医院医生及其他接诊功能性胃肠病患者的非消化科医生。该书分为 12 章，涵盖了 FGIDs 的方方面面，还专门对最常见疾病的诊疗进行了讲解，重点是"如何"诊断及治疗。该书结构如下：首先，将这些疾病作为一个整体进行介绍，包括它们给患者造成的负担以及与其他功能性躯体症候群间的关系；其次，介绍了基层医疗如何制订合理的常规诊疗策略和以患者为中心的诊疗方式；最后，阐述了基于生物-心理-社会角度对这些疾病的理解。

该书第二部分着重介绍最重要的 FGIDs：食管疾病、胃十二指肠疾病（如功能性消化不良）、肠道疾病（如肠易激综合征和便秘）、肛门直肠疾病（如不协调性排便和大便失禁）、儿童功能性胃肠病（包括新生儿/婴幼儿和儿童/青少年）和中枢介导的胃肠道疼痛病（如慢性疼痛和麻醉剂肠道综合征）。最后还介绍了 FGIDs 的多元文化特征。书中也介绍了新的罗马基金会倡议推荐：多维度临床资料剖析（multidimensional clinical profile，MDCP），这为诊疗提供了一个完整的基于生物-心理-社会角度的方法，指导我们不只局限于诊断，还需将对生活质量的影响因素、社会心理和生理因素综合起来，以给予最佳治疗方案。在该书的最后，还附有罗马Ⅳ FGIDs 分类及其诊断标准的汇总表。读者还可以在罗马基金会官网（www.theromefoundation.org）搜索包括罗马Ⅳ教科书在内的全套教材，以获取关于这些疾病更加详细的知识。

该书的出版经过了精心筹备，内容蕴含了该领域的重要专家们的智慧和决议。多年来，罗马基金会听到来自基层医院医生这样的声音：在日常诊疗应用时，我们的常用教材"太复杂、冗长且不够高效"。董事会将此作为一个重要挑战,在 2010 年将深入了解基层医院医生如何理解和获得 FGIDs 的诊断和治疗作为重要课题,予以优先研究。我们联系到功能性胃肠病基层诊疗领域的顶级专家 Pali Hungin(MD,FRCGP),来帮助我们组建专门的队伍以解决这一问题,从而使得我们能为基层医院提供相关的教材。2011 年,罗马基金会基层医疗委员会应运而生,Hungin 担任主席,委员包括 William Cayley(MD,USA)、Niek de Wit(MD,PhD,Netherlands)、Joel Heidelbaugh(MD,USA)、Jean Muris(PhD,Netherlands)、Greg Rubin(MBBS,FRCGP,UK)、Bohumil Seifert(PhD,Czech Republic)。

罗马基金会基层医疗委员会共有两个主要任务:首先,深入了解基层医院医生如何理解和处理 FGIDs;其次,以此为基础,把即将面世的罗马Ⅳ信息重新整合成书,用以阐释这些理解。我们的目标是从基层医院医生的角度来帮助他们更好地处理疾病。随后,委员会通过共识及一项全球性调查获取所需数据,并发表了两篇文章:Hungin AP et al. Systematic review of the perceptions, diagnosis and management of IBS in primary care: a Rome Foundation Working Team Report. Aliment Pharmacol Ther,2014,40:1133-1145;Hungin AP et al. Irritable bowel syndrome: an integrated explanatory model for clinical practice. Neurogastroenterol Motil,2015,27:750-768。

此后,在这些资料和工作组共识的基础上,该书正式问世,其他相关事宜就众所周知了。

我们代表罗马基金会,对 Joel 和 Pali 在该书出版过程中所付出的努力表示最诚挚的感谢,并且期待他们与罗马基金会未来的合作中有进一步的新想法,这最终也会为我们的基层医院和非消化科的同仁们提供帮助。

Douglas A. Drossman,MD
罗马基金会主席
罗马Ⅳ总主编

前　　言

本书旨在向基层医院医生（primary care physicians，PCPs）和非消化科临床医生提供国际性的实用参考。书中包含临床最常见功能性胃肠病（functional gastrointestinal disorders，FGIDs）的病理生理学机制，更新了已有的罗马诊断标准，并提出了这些疾病在儿童和成人中诊疗的循证指南。

无论是在基层医院，还是在专科，功能性问题都占就诊原因的很大比例，其可表现为身体不同系统的各种临床症状。在西方国家的临床实践中，胃肠道问题占了基层医院工作量的10%，一半以上就诊患者的症状有功能性特征。在所有专科诊疗中，功能性问题也占很大比例；在消化科，超过半数的门诊患者有这类问题。

根据当地医疗系统的情况，大多数FGIDs患者通常最初就诊于基层医院或咨询全科医生。尽管胃肠病学专家可能更熟知当前FGIDs诊疗思维模式的变化，而对于非专科医生而言，则很难了解该领域的最新进展。尤其是基层医院医生，他们面临着重大挑战，他们要处理多种不同临床症状的患者，而这些问题又与身体不同系统相关，并且经常同时发生。

尽管FGIDs患病率很高，但其分类、诊断和处理仍是一个挑战。在胃肠病学领域中，20世纪80年代成立的罗马基金会在该类疾病的研究和知识传播方面已经起到了关键的作用。通过召集全球各地专家，罗马基金会邀请到该领域顶级专家来制订这些复杂疾病的诊疗指南，并在生物-心理-社会医疗架构内建立起思维模式。

在罗马Ⅳ制订过程中（代表最新功能性胃肠病理论的发展），世界各地的PCPs积极置身于基层医疗委员会的工作中。该委员会协助了罗马Ⅳ诸多不同工作组的工作，并对他们的工作成果进行相关阐释，使得这些成果能更容易地被基层医院和非消化科医生所理解。此外，委员会成员按照罗马Ⅳ的指导方针，出版了一系列报告和论著，并将其作为FGIDs新知识和见解的一部分推广给基层医院。虽然本书中部分特定的FGIDs内容借鉴了罗马Ⅳ的成果，并重述了其相关内容，而其他内容则是专门针对非专科医生的实践情况而设置的。

在FGIDs的诊断和处理中，并无简单容易的答案。但是我们现在对潜在的机制和患者方面的因素已有了更好的理解。就目前认知而言，理解FGIDs病因和治疗的重中之重就是要详细了解脑-肠轴。在持续性医患关系的基础上，与患者进行有意义的交流是非常重要的，应用网络工具及网络信息也是重要的，借助这些可让医患双方对这类疾病所造成的影响产生共鸣，有助于维系良好的医患关系。同时，意识到 FGIDs 诊断和治疗的文化背景也很重要，以最大程度地发挥实际疗效。

在这方面，解释模式的出现对于理解 FGIDs 的本质和潜在的病理生理学机制是非常宝贵的，在本书中也有详述。FGIDs 有共同的生理学特点，包括胃肠动力异常、内脏高敏感性增加、黏膜炎症、免疫改变及中枢神经系统和肠神经系统的调节异常，以上各特点均受到社会心理因素和社会文化因素的影响。有专门一章介绍关于 FGIDs 的多维度剖析，为这类复杂疾病的诊疗提供了实践模板。FGIDs 的新知识也挑战了很多传统观点，我们越来越需要对替代的诊断术语保持警醒，如在肠易激综合征中的胆汁酸吸收不良。

我们谨此向罗马Ⅳ基层医疗委员会的成员们致以诚挚的感谢，感谢他们对本书的贡献，感谢他们过去两年里对其他相关项目做出的贡献。我们也要向 Douglas Drossman 致谢，是他推动了整个项目的运行。在本书中，我们选择了临床医生可能最常遇到的疾病，同时我们也纳入了 FGIDs 的完整分类列表及其诊断标准，以供大家参考。

Joel Heidelbaugh，MD 和 Pali Hungin，MD，FRCGP

2016 年 5 月

致　　谢

感谢本书的编著者，感谢罗马Ⅳ工作人员的辛勤劳动，尤其是那些提供全面而详尽内容的作者。我们也感谢 Doug Drossman 的创意，以及罗马Ⅳ团队极宝贵的帮助，这包括 Michele Pickard、Ceciel Rooker 和 Jerry Schoendorf。我们一如既往地感谢来自家人和同事的支持和耐心，他们一直在支持和鼓励着我们。

说明：本书中所有药物适应证内的剂量均为在医学文献中的推荐剂量，确认适用于一般医学临床实践。当所提及的药物按推荐剂量用于相关疾病的治疗时，不一定需要经过美国食品与药品监督管理局（FDA）和其他国家监督部门的特许批准。每种药物包装上均明示有美国 FDA 批准的用途和剂量，可供查阅。因为使用的标准有所变化，同时保持修订推荐意见是可取的做法，尤其是新药。

目 录

第一部分 总 论

1. 功能性疾病：胃肠道疾病诊疗的负担，与非胃肠道疾病存在相互重叠 ……… 3
2. 基层医院的诊断和处理策略 …………………………………………………… 7
3. 基层医院"以患者为中心"的肠易激综合征诊疗理念 ………………………… 13
4. 功能性胃肠病的生物-心理-社会问题 ………………………………………… 21

第二部分 诊断分类

5. 功能性食管病 …………………………………………………………………… 31
6. 功能性胃十二指肠疾病 ………………………………………………………… 41
7. 功能性肠病：肠易激综合征和功能性便秘 …………………………………… 50
8. 功能性肛门直肠疾病 …………………………………………………………… 62
9. 儿童功能性胃肠病：婴儿/幼儿和儿童/青少年 ……………………………… 73
10. 中枢介导的胃肠道疼痛病：中枢介导的腹痛综合征和麻醉剂肠道综合征/
    阿片引起的胃肠道痛觉过敏 …………………………………………………… 92

第三部分 补充章节

11. 功能性胃肠病的多维度临床资料剖析 ………………………………………… 101
12. 功能性胃肠病的多元文化特征 ………………………………………………… 105
    附录 功能性胃肠病罗马Ⅳ诊断标准 …………………………………………… 114
    基层医疗委员会成员照片 ………………………………………………………… 132
    索引 ………………………………………………………………………………… 133

第一部分
总　　论

1. 功能性疾病

胃肠道疾病诊疗的负担，与非胃肠道疾病存在相互重叠

Joel Heidelbaugh，MD

引言

功能性胃肠病（functional gastrointestinal disorders，FGIDs）使全世界数以百万计的患者承受着可怕的社会心理和经济负担，对为他们提供诊疗的临床医生而言，也是如此。FGIDs 非常常见，但对其了解却并不多，且常常出现误诊，患者身体功能慢性丧失也很常见。FGIDs 有不同的病理生理机制、临床表现和处理措施，并且在门诊就诊人群中占据相当大的比例。一般而言，FGIDs 患者会接受大量的医学检查，但并未发现任何明确的病变；与此同时，这些检查也增加了疾病所致的社会心理和经济上的双重负担。通过对任何生理或心理合并症的恰当诊断和处理，制订针对每个患者的个性化方案，是对 FGIDs 最好的治疗方法。

负担和影响

研究证明 FGIDs 相关负担已对患者生活的很多方面造成了巨大负面影响。影响健康相关生活质量（health-related quality of life，HRQOL）的因素包括：对人际关系和性生活的负面影响；对体像（body image，译者注：心理学名词，指人们通过外界对自己体形和性别特征吸引力的评价而形成的自我感觉）的印象减退；对自己总体健康状况的担心不断升级；消极的社交互动；对日常活动、工作、爱好、睡眠及旅行的影响；强烈的悲伤情绪；回避各种食物和饮料。一项调查研究显示，FGIDs 患者报告在 3 个月内平均错过了 10 次以上的社会活动（相当于大约每周错过 1 次）。另一个调查研究发现，超过半数的肠易激综合征（irritable bowel syndrome，IBS）患者报告他们的疾病对于社交活动（如购物、外出用餐）有消极影响，对于性生活和社会关系也是如此。一项对 IBS 人群的调查报道，半数以上的患者对工作期间需要上厕所感到尴尬，近 1/3 患者报告因为疾病可能影响参加工作会议和报告展示，而放弃了相关的升职机会。很多患者反映 FGIDs 相关的症状导致其工作早退和效率下降。

过去几十年里，FGIDs 在世界范围内已造成了巨大的经济负担，其实际损失更是难以核算。在直接医疗成本方面，FGIDs 增加了巨额的经济负担；也导致了因工作、上学缺勤和工作效率下降所致的间接社会成本增加；还附加生活质量下降引起的花费，而这些更加难以精确衡量。一篇关于 IBS 疾病负担的系统综述显示，每个患者每年用于直接成本部分的花费为 1600～7500 美元。

与对照人群相比，FGIDs 患者的处方药花费更高，非处方药（OTC）及用于辅助治疗/替代治疗/整体治疗的花费也更高。例如，IBS 患者反映他们使用过至少三种治疗方法来控制症状。而只有 1/3 的患者认为治疗有效或对当前治疗感到满意。此外，FGIDs 患者报告称其需承担高额的自付费用，估算每月用于非处方药和替代治疗的平均花费接近 300 美元。

定义/诊断标准

"功能性胃肠病"（FGIDs）这一术语被用来定义一组症状群，是指与慢性和（或）反复的胃肠道疾病相关的各种症状的组合，而所有这些疾病均无明确的潜在病理生理机制。功能性疾病是由消化系统功能的异常所致，而非结构性（如包块、肿瘤）或生化（如激素、酸）异常。因缺乏任何客观的生物标志物，FGIDs 的识别和分类很大程度上取决于症状。有一个知识点是非常重要的，即这些疾病并非是简单的"排除性诊断"，它们具有特定的基于症状学和病程的诊断标准。

罗马诊断标准是最为广泛接受的 FGIDs 分类方案，为患者不同阶段的功能性食管疾病、胃十二指肠疾病、肠道疾病和肛门直肠疾病都制订了诊断标准。诊断标准融入了 FGIDs 的生物-心理-社会方面的因素，同时蕴含了对中枢介导的消化道疼痛的重要理解，兼顾到多元文化方面及性别差异处理方面的问题。

在同一人群中，使用互斥分类方法进行流行病学研究是很实用的，但会不可避免地忽视重叠型 FGIDs 患者及临床症状表现不充分者。FGIDs 的流行病学研究尚处于起步阶段，很多种 FGIDs 还缺乏流行病学数据，而那些最常见、研究最多的 FGIDs 发病率和患病率在不同的报道间也存在广泛差异，如 IBS、功能性消化不良、功能性便秘和食管疾病等。

流行病学

考虑到不同的诊断标准（如诊断标准越"松"，患病率则越高）、人群选择不同的影响、非消化道合并症的纳入或排除、医疗资源的可及性及不同文化的影响，估测 FGIDs 的全球患病率是一件非常具有挑战性的事。此外，一些地理区域（如诸多非洲国家）也缺乏可信赖的数据。

FGIDs 患者报告的 HRQOL 评分和糖尿病患者类似，但低于抑郁症、焦虑症、哮喘和胃食管反流病（gastroesophageal reflex disease，GERD）患者。其 HRQOL 的心理评分低于慢性肾衰竭患者，而且可以达到很严重的地步，以致自杀风险可能会有所提高。FGIDs 对 HRQOL 的负面影响毋庸置疑，基层医院医生（primary care physician，PCP）必须要能识别主要症状（群），评估症状严重程度，并理解对 HRQOL 的负面影响，尤其是在心理方面的影响；如果未能认识到这些负面影响，将可能会破坏医患关系，导致患者对治疗不满意。

与非胃肠道问题的相互重叠

FGIDs 包含了一大类消化道疾病，也与很多常见的非胃肠道疾病有着变化莫测的相互重叠。频繁重叠出现的常见精神疾病包括焦虑、抑郁、创伤后应激障碍（posttraumatic stress disorder，PTSD）及各种躯体形式障碍。

一半以上的 FGIDs 患者会主诉至少一种非消化道症状。最常见的相关症状包括疲劳、慢性疼痛和睡眠质量欠佳。在纤维肌痛症患者中，近一半明确符合 IBS 和慢性盆腔痛、慢性疲劳综合征和颞下颌关节疼痛的诊断标准。多种社会心理因素对 FGIDs 的症状恶化均有着极大的负面影响。尽管心理状态和特定的 FGIDs 症状间的关系尚不明确，但是比起普通社区人群，这些合并症的相互重叠在三级医院就诊（转诊）人群中更常见。

现已发现诸多慢性疼痛情况与 FGIDs 都直接相关。然而，确定这类情况的真实病因经常和明确并存的 FGIDs 的原因一样充满挑战。这些疼痛包括慢性脊柱（如颈椎、腰背部）痛、纤维肌痛、慢性疲劳综合征和慢性头痛（经常在原因不明时被不恰当地贴上"慢性偏头痛"的标签）。无明确病因的慢性盆腔痛也是常见的合并症，在男性和女性中均可见到。这些患者还常经历与疼痛相伴的功能性泌尿系症状（如膀胱疼痛综合征、间质性膀胱炎）、痛经、慢性前列腺炎及性功能障碍（如性冷淡、勃起功能障碍）。

总 结

- 研究证明 FGIDs 相关负担已对患者生活的很多方面造成了巨大的负面影响。
- 在直接医疗成本方面，FGIDs 增加了巨额的经济负担；也导致了因缺勤和工作效率下降所致的间接社会成本增加；还附加生活质量下降引起的花费。
- 考虑到不同的诊断标准、人群选择不同的影响、非消化道合并症的纳入或排除、医疗资源的可及性及不同文化的影响，估测 FGIDs 的全球患病率是一件非常具有挑战性的事。

- 一半以上的 FGIDs 患者会主诉至少一种非消化道症状。
- 诸多慢性疼痛情况与 FGIDs 都直接相关。

（魏 薇 译，柏小寅 校）

参 考 文 献

American College of Gastroenterology Task Force on Irritable Bowel Syndrome, Brandt LJ, Chey WD, Foxx-Orenstein AE, et al. An evidence-based position statement on the management of irritable bowel syndrome. Am J Gastroenterol 2009 Jan; 104 Suppl 1: S1-S35.

Ford AC, Moayyedi P, Lacy BE, et al. American College of Gastroenterology monograph on the management of irritable bowel syndrome and chronic idiopathic constipation. Am J Gastroenterol 2014; 109 Suppl 1: S2-S26.

Heidelbaugh JJ, Stelwagon MA, Miller SA, et al. The spectrum of constipation-predominant irritable bowel syndrome and chronic idiopathic constipation: US survey assessing symptoms, care seeking, and disease burden. Am J Gastroenterol 2015; 110: 580-587.

Hungin AP, Mulligan C, Pot B, et al. Systematic review: probiotics in the management of lower gastrointestinal symptoms in clinical practice—an evidence-based international guide. Aliment Pharmacol Ther 2013 Oct; 38(8): 864-886. doi: 10.1111/apt.12460. Epub 2013 Aug 27.

Suares NC, Ford AC. Prevalence of, and risk factors for, chronic idiopathic constipation in the community: systematic review and meta-analysis. Am J Gastroenterol 2011; 106: 1582-1591.

2. 基层医院的诊断和处理策略

Pali Hungin，MD，FRCGP

引言

在大多数情况下，基层医院医生（PCPs）和全科医生是最早面对有症状患者的医疗人员，诊断和初步处理的重任也就落在了他们肩上。虽然功能性胃肠病（FGIDs）尚无用于确诊的试验方法，但临床医生通常会做出一个初步的可能性诊断。接下来的挑战就是进一步明确诊断：这就需要与患者保持并延续一个浅显易懂且积极乐观的对话。应牢记过度治疗、过度检查的风险和可能的伤害，以及其对患者和卫生服务系统造成的不必要的花费，这一点也很重要。PCPs 需意识到患者可能会出现的不满，以及患者依从性方面的问题。无论如何，医患关系是患者得到有效治疗的一个至关重要的因素。

基层医院医生应如何识别功能性胃肠病

在基层医院中，功能性问题其实很常见，PCPs 对有多种症状的患者习以为常，这些症状看上去来自于身体不同的系统，如肌肉骨骼、泌尿系统、神经系统或胃肠道。不同系统的症状与患者的心理状态之间常有相互重叠。就此而言，没有必要将 FGIDs，尤其是肠易激综合征（irritable bowel syndrome，IBS），视为一个孤立的疾病或独立的综合征。虽然有明确的诊断标准可以帮助诊断，如 Manning 标准或罗马标准，但这些对于基层医院，甚至是二级医院的非消化专科医生来说，都是相对陌生的。

在基层医院里，IBS 的诊断更多是基于症状组合，如特定的消化道症状，包括腹泻、排便急迫感和腹痛，但也要依靠患者整体的健康情况而定。整体情况相关因素包括目前或近期的压力，或其他心理因素、睡眠问题及整体功能情况（如疲劳）。这样，PCPs 就有可能从最初主诉的背后提炼出重要的症状群，并根据多个症状来判断患者存在功能性问题和（或）器质性问题。很多时候，只是记录了核心症状，而并无明确的特定诊断。因此，尽管 IBS 腹泻型可能被很好地记录为 IBS，而许多其他患者记录为"便秘"及与其相关的表现。

理解和解释问题

基于症状的疾病诊断在病因和机制方面常常是很难理解的，同时也难和患者进行深入的交流。互联网上触手可及的公开资料可能会使得医生与患者之间的沟通更加容易，因为人们如今可以检索他们自身的症状，从而形成对其症状根源的一些设想。尽管如此，在基层医院和上级医院中存在的问题是，医生希望用浅显易懂的语言将 FGIDs（尤其是 IBS）的关键原因向患者交代清楚，然而其实这并不容易。

在对 FGIDs 的探索、理解和沟通的过程中，生物-心理-社会模型为很多临床医生提供了理解健康和疾病的基本框架。Kleinman 在 20 世纪 70 年代首先提出解释模式（explanatory models，EMs）的概念。最近，这一概念为更好地理解功能性问题的本质提供了一个工具。EMs 的实质就是一组医疗理念，既包括关于疾病发作的认识，也包括关于临床工作中被普遍采纳的治疗方法的认识。虽然对一个问题的理解，如心力衰竭，可以被合理地解释为泵衰竭和水负荷过重，并且确实被临床医生如此描绘和观察到，但是对于功能性疾病却很难用同样的方式来进行思考。这个问题之所以如此复杂，是因为功能性疾病的病因尚无相应的统一观点。即便是那些似乎很有道理的并且有实验证据支持的观点（如中枢神经系统层面过度警觉所导致的脏器高敏感），其实也缺乏一致性，且可能和其他机制相互关联。这些机制包括个体化的基因突变和基因多态性、局部炎症改变、肠道微生态的改变、对大脑和机体间神经信号传导的影响，受累区域的动力和分泌活性的变化及黏膜屏障功能的改变。

鉴于上述原因，医生难以向患者解释清楚这一问题的本质也就不足为奇了。而脑-肠轴这一概念在 FGIDs 领域中已被广泛接受，其他的关键因素还包括早期生活事件、灾难化认知倾向、既往或当前的心理应激及过度警觉。一个包含了大脑和肠道两方面因素的综合性解释模式为提高对 FGIDs 的理解及建立与患者有效沟通提供了一种新方法。

为什么功能性胃肠病患者来就诊

乍一看，答案似乎显而易见——患者来就诊就是因为他们有问题需要解决。然而，有关健康和就诊行为的研究揭示了诸多潜在的就诊原因及就诊行为之间的差异性。那些非常关注自身健康的人群，对自己可能存在的健康隐患及其潜在后果更加了解，与那些不太关注自身健康的人群相比，他们自然更可能会多去医院就诊。同理，那些不拘小节的人群，即那些更大程度上并不在意自身可能的健康问题的人群，其求医的可能性则会较小。理解就诊的行为基础使我们有可能更好地理解患者的恐惧和想法，也为建立更加成功的医患协作关系打下了良好的基础。有证据表明，建立良好的可持续发展的医患关系对 IBS 患者产生积极的影响，而这些与特定症状无关。

"FGIDs 患者就诊是因为他们期望寻求心理安慰"，这是一个常见的临床误区。虽然可能含有这个因素，但大量研究显示，单纯的"心理安慰"常常不能解决问题。事实上，当专科医生为患者完成了大量的检查，然后宣告其并没有严重的疾病时，这种做法仅仅是把问题又推回给了 PCPs。研究也建议患者并不一定需要深究相关症状似是而非的解释，反而是应该寻求适当的放松，并且找寻一个能够使他们应对自身问题的策略。说来可能有些讽刺，一些关于 IBS 治疗效果的研究指出，患者的主要症状并没有得到真正的改善，但是总体情况却有所改善，因为患者总体上感觉更好了。

基层医院医生在诊断功能性胃肠病时需要应用预先设定的标准吗

罗马Ⅳ团队已经确定了 100 多种 FGIDs，每一种都有其特定的诊断标准。其中很多标准都紧密相关，并依赖于某些研究中是否存在特定症状。当然，在 FGIDs 中，症状互相重叠非常常见，也就是说，IBS 和功能性胃十二指肠疾病既可能同时出现，它们的部分症状也可以重叠出现。同样，不管是阴性还是阳性的试验检测结果，都常出现相互重叠的情况，缺乏可以清楚地区分不同 FGIDs 的特异性指标。可能最引人注目的是，FGIDs 的病因被认为存在共性，尤其在中枢神经系统的作用方面。

这些因素一方面增进我们对于 FGIDs 的理解，另一方面也使得这些诊断标准对于特定的目的有很大帮助。例如有助于为临床研究中的研究对象进行分类。然而，这些也限制了特定标准在临床实践中的重要价值，尤其在基层医院更是如此。有研究对罗马Ⅲ诊断标准在临床诊断中的有效性提出了质疑；尽管罗马Ⅳ诊断标准做出了改进，但 PCPs 很可能依然会继续根据个人经验来诊断 FGIDs，尤其是 IBS。但是，非常重要的一点是，罗马Ⅳ的建议中既包括了以症状为基础的诊断标准，也包括了辅助检查的应用，用以除外器质性疾病，或将患者的问题归入某个亚组中。

肯定性诊断与排除性诊断

尽管已经强调过对于 FGIDs（尤其是 IBS）而言，期望能给出肯定性的最初诊断，但是这一点显然并未被 PCPs 普遍接受。大多数 PCPs 在初步拟诊 IBS 后，他们仍然会安排多余的检查去进一步验证这一诊断。早期肯定性诊断的优势在于可以避免不必要的有创和复杂检查及其费用，不过对于 PCPs 而言，在能足够排除器质性疾病并明确符合诊断标准之前，肠道检查（如结肠镜）依然是非常重要的。这些均在罗马Ⅳ的建议中有所体现。早期肯定性诊断还能使临床医生尽早实施处置策略，减少因回避问题所致的质疑。尽管如此，在疾病可能长期存在并且疗效可能差异较大或效果甚微的情况下，让患者保持足够的信心是非常重要的。在最不可能出现某类疾病的患者中，如果医生漏诊了其他诊断，如癌症，这一经历会让医生更加小心翼翼，也会影响其未来的诊断方法。此外，目前对于IBS样症状有了更多新的解释，如乳糖不耐受、显微镜下结肠炎、乳糜泻、小肠细菌过度生长及胆汁酸吸收不良等，这意味着临床医生必须增加对其他病因的警惕性。

除了首选的血、粪检查外，世界各地的PCPs给高达41%的患者安排了结肠检查和腹部超声。在老年人群中，诊断性检查（如结肠镜）则更加普遍。

转诊及与二级医院的关系

总体而言，仅有小部分的患者会被转诊至二级医院，在欧洲和美国的研究中，这一数据是4%～23%。大多数人对在没有专科医生意见的情况下做出诊断是满意的（专科医生意见的比例为7%～32%）。关于安排转诊和检查的原因是错综复杂的，很大程度取决于正在实行的医疗体系。在初级/二级医院界定明确的国家（如英国），鉴于消化专科门诊的FGIDs工作负担很重，并不鼓励PCPs转诊IBS患者至上级医院。相反的是，在那些界定并不明确的或主要以专科医生为主的地区（如德国），患者很可能最初就会获得专科意见，因而接受包括结肠镜在内的更多的检查。在很多国家，检查背后的经济利益奖励则是一个重要的驱动因素。其结果就是不同地区间指南和临床实践或许相距甚远，并使得旨在减少结肠镜检查的指南并不多见。目前尚不知晓，如此避免转诊是否会减少发现症状相关的其他原因的概率。

转诊的原因包括诊断不明、疗效欠佳（讽刺的是，这一点在IBS中很常见，而且在二级医院中也并无改善）及患者满意度差。转诊最常见的原因是报警症状的出现；在美国，向精神科医生转诊IBS患者的原因包括合并焦虑或抑郁、有躯体虐待或性虐待史及难治性症状。在英国，否认应激在IBS中的作用也是转诊的原因之一。

基层医院的治疗方案

PCPs知道，目前已有的治疗方案对于FGIDs（尤其是IBS）是存在局限性的。他们主要关注的是控制症状和安抚患者；很多全科医生的目标则是改善整体状况，或至少能控制主要症状。他们也经常提供饮食和生活方式方面的建议和咨询。如有可能，还会对部分患者提供行为治疗。大多数PCPs会使用药物治疗IBS，一些国家（如德国）也会建议使用益生菌。解痉药是最常使用的药物，高达89%；纤维补充剂也占67%，而抗抑郁药则占56%。此外，其他相关药物还包括抗焦虑药、缓泻剂和止泻剂。研究显示1/4的患者也在使用抗酸药和抑酸药。在二级医院中，通常会使用新型动力调节剂，之后PCPs会反复处方这类药物。

包罗万象的治疗方案反而体现了IBS疗效的不确定性，也反映了临床亟须经过验证的和有针对性的治疗手段。可能部分是由于药物治疗并不成功，因此PCPs意识到需要强调疾病处理的心理学基础。如果在诊治过程中，没有给予足够的关心和体恤，就可能会导致医患冲突。

总　结

- PCPs临床处理的功能性问题非常广泛，涵盖诸多系统，且有症状间的相互重叠。
- PCPs不能清楚地区分不同综合征间的重叠，如肌痛（"纤维肌痛"）、腹部不适（IBS）和烧心（GERD）。
- 大多数FGIDs相关的描述和诊断标准都是专家制订的，并未被基层所熟识。
- PCPs倾向于应用精神心理模型作为解释和处理功能性问题的理论基础。对于FGIDs而言，一个切实可行的解释模式非常重要。
- 在基层医院中，对于IBS亚型的认知存在差异。进一步的认知会有助于针对性治疗。目前，IBS-C亚型常被标记为"便秘"。
- PCPs能做出一个可能的肯定性诊断，但需要做多项检查来证实，包括血、粪检查，在IBS中还经常包括结肠镜。
- 在不同的医疗制度体系中，专科医生在FGIDs中的参与度及相关检查的应用程度均不相同。

（魏　薇　译，柏小寅　校）

参 考 文 献

Casiday RE, Hungin AP, Cornford CS, et al. GPs' explanatory models for irritable bowel syndrome: a mismatch with patient models? Fam Pract 2009 Feb; 26 (1): 34-39. doi: 10.1093/fampra/cmn088.

Casiday RE, Hungin AP, Cornford CS, et al. Patients' explanatory models for irritable bowel syndrome: symptoms and treatment more important than explaining aetiology. Fam Pract 2009 Feb; 26 (1): 40-47. doi: 10.1093/fampra/cmn087.

Hungin AP, Becher A, Cayley B, et al. Irritable bowel syndrome: an integrated explanatory model for clinical practice. Neurogastroenterol Motil 2015 Jun; 27 (6): 750-763. doi: 10.1111/nmo.12524.

Hungin AP, Molloy-Bland M, Claes R, et al. Systematic review: the perceptions, diagnosis and management of irritable bowel syndrome in primary care—a Rome Foundation working team report. Aliment Pharmacol Ther 2014 Nov; 40 (10): 1133-1145. doi: 10.1111/apt.12957.

Quigley EM, Abdel-Hamid H, Barbara G, et al. A global perspective on irritable bowel syndrome: a consensus statement of the World Gastroenterology Organisation Summit Task Force on irritable bowel syndrome. J Clin Gastroenterol. 2012 May-Jun; 46 (5): 356-366. doi: 10.1097/MCG. 0b013e318247157c.

Seifert B, Rubin G, de Wit N, et al. The management of common gastrointestinal disorders in general practice. A survey by the European Society for Primary Care Gastroenterology (ESPCG) in six European countries. Dig Liver Dis 2008 Aug; 40 (8): 659-666. doi: 10.1016/j.dld.2008.02.020.

3. 基层医院"以患者为中心"的肠易激综合征诊疗理念

Jean Muris，PhD 和 William Cayley，Jr. MD

引言

以患者为中心的诊疗（patient-centered care，PCC）是指医生不仅将注意力集中于患者疾病的状态，同时还要求其努力去了解患者的期望、偏好和价值观。以患者为中心的诊疗可以分为两个层面，即二元性方案和体系性方案。二元性方案鼓励医生一方面去探索患者的客观疾病和症状，另一方面应注意患者的主观病痛感受。体系性方案则是将PCC看作整个医疗卫生体系的一部分，需要通过体系中的硬件和软件工具共同来实现。因为医疗体系的缺憾（如基层医院的医疗水平）会妨碍PCC，正如它对二元性方案所造成的影响一样，因而体系性方案显得尤为重要；但是在这一章节中，我们将主要关注二元性方案。

在以患者为中心的诊疗中，一个重要部分就是医患共同决策，通过这一过程，临床医生和患者共同制订诊疗方案，从而避免了两者间地位的不平等。共同决策的目标是根据目前已有的最佳证据，同时融入患者的价值观而制订的决策，避免被临床医生的偏见或偏好过度影响。共同决策常会遇到三大障碍：一是时间限制；二是医生认为患者的特定情况（如社会经济能力或受教育程度）妨碍了共同决策；三是部分情况下，存在某些政策并不鼓励医患进行共同决策（如某些共识或指南）。

在功能性胃肠病患者中，应用以患者为中心诊疗模式所面临的挑战

临床医生和患者对于功能性胃肠病（FGIDs）常常有着不同的定义和观点，这就会使得诊断趋于复杂。对于症状严重程度的评判也可能存在不同，患者评估的程度常常要比临床医生评估的更严重。另一个挑战是此类疾病均为慢性病，需要对症状进行长期管控，这就需要和那些期待能够迅速诊断并治愈疾病的患者进行适当的沟通。不仅如此，FGIDs患者也可患有其他功能性躯体疾病（如纤维肌痛、慢性疲劳等），而这些常会被误解。最后，这些挑战常会导致医患双方都产生挫败感。很多临床医生会因为对各种FGIDs诊断和处理的不确定性而感到挫败，而患者则对他们整个诊疗过程感到沮丧。近年来，在神经胃肠病学领域及脑-肠互

动方面有了更多的科学进展，生物-心理-社会模型也开始应用于临床，这种局面已开始逐渐扭转。

以患者为中心的诊疗实践

PCC 的本质是患者和医护专业人员间的合作关系。在详列患者的问题和需求清单后，双方共同做出决策，来决定治疗目标和计划。在此过程中，患者提供他们就医经历和动机，而医生则提供专业知识。两者对于行动目标和计划的构建都是必不可少的，而且这一过程也会使双方的任务和责任相对明确。在每项个性化的行动计划中，疾病管理的目标也应被着重讨论，并记录在案。若有可能，这个计划也应培养患者的自主性和自我管理能力。这样做是为了让患者可以为其自身健康负责，并掌握应对疾病的方法。医护专业人员可以通过教授患者自我管理的技巧来帮助他们。

PCC 意为一个综合治疗的模式。在制订个性化诊疗方案时，应需考虑患者的整体健康状况，这就包括情感和社会支持等方面。PCC 与当前的以系统为中心的治疗模式存在一些冲突，后者根据器官系统将不同的慢性病和疾病状态归为不同疾病类别。而 PCC 从一开始就着重于了解患者的需求、目的和可能的预期，而不是程序化地使用一份临床相关的问卷。当然，这并不意味着问卷或临床研究的结果一无是处。相反，这些在 PCC 中也是不可或缺的，因为医护专业人员也应该关注疾病本身的新进展。

自我管理与慢性病

每个慢性病患者都需适应新的情况，这样才能与自身疾病和平共处。这种适应和自我管理能力已被提议作为新"健康"定义中的一部分。这种对健康含义的新见解认为，一个人即使患有疾病，也可感到"健康"，并过着令人满意的生活。适应和自我管理并不意味着患者可允许疾病主导了生活节奏，而是指其改变行为习惯并采取实际行动以达到与病共存。因此，在行为改变和自我管理的方法上获得支持，应是慢性病患者的重要治疗目标。

改变行为是困难的，与那些并非因疾病而寻求行为改变的人相比，慢性病患者遇到的挑战一点也不少。一些医患沟通技巧对于促进这种改变是非常有益的，如以解决问题为目的的沟通（problem-solving communication）或动机访谈（motivational interviewing）。

医护专业人员的角色既是教练，也是专家。并不是每个患者都能够或希望完全掌握，或愿意学习自我管理的技巧。但是，当一个患者了解更多关于自身疾病的知识和经验后，其自我管理的可能性就会有所提高。除了教练的角色外，来自专业人员的持续性支持和关注必不可少。

实践中指导性的自我管理

当指导或支持患者自我管理时，临床医生应牢记以下原则。

- 在诊疗过程开始时就应强调患者在治疗中的角色。例如，在不理解时，一定要提出问题；在讨论各种治疗方法的利弊后，要做出选择。
- 从患者实际经历的问题着手。
- 从患者的角度出发，这意味着：明确患者了解多少，有什么能力或良好品质，对于带病生活的认知和信念如何，怎样应对疾病及其所致的后果，对其行为改变有多大信心，以及未来可能出现的困难是什么。例如，当一名患者认为其胃肠道症状是由一次被忽视的感染所致，临床医生可以改变这种想法，向患者解释这种疾病可能始于一次感染，但是现在神经系统出现敏感化，所以神经会做出同样症状的反应。
- 提供有效的干预，旨在使患者获得自我管理的技巧。例如，可以向患者提供符合其兴趣的行为或饮食治疗方案，而不仅仅是药物治疗。
- 帮助患者制订目标，并一起决定为了达到这些目标还需要哪些努力。一个好的目标制订流程可从"挑选"开始（提供一些选项，患者可选择其中之一）；然后是"选择"讨论（让患者表达其计划如何将目前情况推进到希望达到的情况，并讨论不同选择的优缺点）；最后，决策讨论（共同讨论和决定在下一阶段的举措）。
- 通过随访和安排专业人员、其他患者及非专业护理人员给予患者支持，鼓励患者按期实施行动。
- 要牢记患者所处的环境可以促进或阻碍其自我管理。

肠易激综合征中以人为本的态度

因为缺乏明确的器质性原因，FGIDs 常给医患双方都带来挫败感。IBS 并不是危及生命的疾病。IBS 患者需要意识到这是种慢性病，它会影响他们的日常生活。因此，人们越来越意识到，医生需要知道患者对 IBS 的了解程度，也要认识到患者对其所接受治疗的看法的重要性。目前尚不清楚医生所提供的治疗是否能有效地满足 IBS 患者躯体上和情感上的需求，但是，有趣的是，多达 1/3 的患者曾寻求过替代医疗。

在明确诊断并且患者接受该诊断之前，患者在理解症状和理解医生对病情的解释方面均可能面临一些困难。患者经常会表述一系列与症状相关的担忧；但是医生往往并没有让患者感觉到他们的这些担忧是合理的，并且会被认真对待。IBS

患者常有被误解和孤立无援的感觉，有时会感到被医生所抛弃，这些都会导致他们很沮丧。很多患者也报告 IBS 相关症状会使其有羞愧和尴尬感。最终导致他们不愿意向医护专业人员敞开心扉共同探讨这些问题。

医患双方常会将确诊 IBS 的过程描述为一个令人困惑和沮丧的过程，其中部分原因可能是患者期待做更多的诊断性检查，而这些常比临床常规检查更多。当诊断已经明确时，无需为了安抚患者而再去安排检查，这一点对临床医生非常重要；好的病史采集及一些筛查试验往往已经足矣。许多 IBS 患者似乎对自己的病情常有一些个人想法，而且很有兴趣去了解这一疾病更多的相关知识。倾听并提供相关解答可以起到治疗的效果。

因为 IBS 相关症状常有波动，并且不同患者的变化程度也不相同，所以结合患者个人情况，让其了解他们的病情有着重要的意义。医疗专业人员应接受疾病的不确定性，认识到并没有简易的治疗方案，从而应把重点放在缓解症状上，并对患者学习如何与 IBS 或其他 FGIDs 和平共处给予个性化的帮助；而非安排大量的检查项目（如努力寻找一个基于生物医学检查的诊断）。医生可以将 FGIDs 与其他的慢性或复发性疾病进行类比。例如，即便多项检查结果都是阴性的，腹痛依然会引起对于癌症的担忧，但是临床医生可以解释如果症状已经存在多年，而且影像学上也无异常提示，那么癌症的可能性基本为零。也可以偏头痛为例，作为一个慢性疼痛性疾病，偏头痛并不需要过多的评估，因为特定的症候群可以通过临床诊断标准来进行判断。

治疗型医患关系

目前已经证实医患关系具有重要的治疗效应，其与任何物理或药物的干预措施均无关。而且，医生必须确保患者能得到持续的心理-社会支持，以提高他们处理问题的技巧，并把重点放在这些支持治疗上，而不是治愈疾病。

对大多数 IBS 患者来说，PCP 是患者与卫生服务系统接触的第一步。到底是以积极的还是以消极的方式来应对疾病，这个最初的接触就可以影响患者日后应对疾病的态度。和其他慢性病一样，建立有效的医患沟通可以提高患者的满意度。这样做可以有很多获益，如预后的改善、更好的依从性和更佳的疗效。正因为如此，长久以来，一个稳固的治疗型医患关系已被认为是成功处理 IBS 和其他 FGIDs 的重要组成部分。这种关系的重要性在于确保连续的治疗随访，并将其作为监控疾病进展和评估新出现情况的一种手段。这种关系本身可以通过安抚患者达到治疗目的，让他们不必担心被抛弃，并减轻焦虑感。

建立这种关系的相关指南推荐一个以患者为中心的多步骤流程，其中包括病史采集，详细查体，以患者为中心的教育，设立切合实际的预期治疗目标，邀请患者参与制订治疗决策，以及通过连续性治疗建立长期合作关系。医患双方都参与其中才可能达到真正有效的沟通。从医生方面，可以应用多种实践方法来促进沟通，包括开放式提问、主动倾听患者及共情。这些方法的重要性还会在下文中反复强调。

开放式提问是指通过发起和鼓励开放性对话和讨论，从而使得临床医生能从患者处获得更高质量的信息。医生常担心这种类型的问题会导致冗长而琐碎的回应，从而不必要地延长了就诊时间。然而，这种情况所需的额外的时间通常只是几分钟，却可以提供丰富的信息。以下问题可作为参考：

- 最开始您的症状是怎样的？
- 今天您为什么来看病？
- 您对自己的症状有哪些担心？
- 通过我们一起努力，您希望得到哪些获益？

接诊时使用"PACT"模型有助于了解患者的想法和理解慢性病的特点：

- 您认为问题（Problem）是什么？
- 这个问题对您的生活造成了什么影响（Affecting）？
- 对于这个问题，您最担心（Concern）的是什么？
- 您认为这个治疗（Treatment）计划会对您有帮助吗？

患者对医生不满意的常见原因包括：就诊时间不够；不尊重患者；没有真诚地、全面地或通俗易懂地回答问题；不够友好。这些顾虑在 IBS 患者中体现得尤其明显，因为医生和患者的观点可能不同，且患者可能已经对其先前的诊治过程感到沮丧。

主动倾听或许可以提高患者的满意度，也有可能提高患者依从性。临床医生可通过非语言行为来表示尊重：握手、坐下来和患者交流、保持眼神交流以及不交叉手臂或双腿。主动倾听也是一项非常重要的交流技巧。在具体的实践中，可以问一些后续的问题来明确患者的回答，重复患者自己的言语，这些也是在向患者显示医生很专注，而且对其 IBS 的病情很感兴趣。开场白如果使用如下语言："我已经回顾了您的就诊记录，看得出来您这段时间挺难受的。"这不仅传达了共情，也让患者感到欣慰及医生确实是在认真地对待他们的问题。

在共情的基础上，医生可以予以患者更多的认同感，这也是非常有益的。医生可通过理解疾病给患者生活所致的影响来表示认同感。也可以通过询问患者家庭生活情况来表达认同感。例如，"这个病是如何影响您的家庭生活的？"或"您爱人理解您的情况吗？"这些共情和认同性的表达或许可以减少患者在讨论排便习惯时所出现的尴尬，也有可能发现一些有助于治疗方案制订的信息。

与患者建立共情性对话对明确患者的忧虑和对治疗的期望至关重要。临床医生通过共情性的方式向患者解释病情，这样可以安抚患者，告知他们有担心是正常的，并且在未来诊疗计划中，他们担心的问题将会得到处理。当患者们得到安抚后，他们常会以更开放的心态来理解和参与其病情的管理。因此，共情和认同可能会增加患者就诊时的舒适感，从而有更好的治疗依从性，并最终提升患者的满意度。

基层医院与专科医院的不同之处在于 PCP 对患者更加熟悉，患者既往的就诊情况可使问题全面地呈现出来，而不是孤立地呈现某个问题。而且，在问题尚不明确的阶段，首次就诊就是在基层医院。最后，基层医院的特点就是通过生物-心理-社会的治疗模式来整体地考虑患者的病情。当管理慢性 FGIDs（如 IBS）时，医生需要着重于治疗的连续性，在基层医院这些特点就显得尤其重要。

肠易激综合征的解释模式

在向 IBS 患者解释病情时，医生应当避免使用专业术语，并且使用患者可以应用的综合性解释模式（explanatory model，EM）。综合性 EM 需要将患者的症状和推测的疾病病因相结合。在临床实践中，综合性 EM 有可能会帮助早期诊断、加强疾病管理并增加患者依从性。对于 IBS，目前尚无单一的 EM 可用。脑、肠及两者之间的相互信号传递应该是 IBS 综合性 EM 中的重要组成部分。肠道功能外周调节的改变导致了动力、感觉或分泌功能的改变，分别引起 IBS 便秘型（IBS with predominant constipation，IBS-C）或 IBS 腹泻型（IBS with predominant diarrhea，IBS-D）；并且，外周调节的改变导致外源性信号向中枢神经系统（central nervous system，CNS）传递的变化，从而导致腹部症状的产生。

肠道黏膜释放炎性介质可以引起内脏痛觉敏感，并且还可以通过边缘脑区的迷走激活增强中枢性的疼痛感知。脑-肠信号传递的改变可能导致从肠道到大脑的正常信号被放大；当 CNS 对这些异常信号做出反应，错误地试图重新建立稳态时，就会触发 IBS-D 或 IBS-C。若机体通过微调试图来达到新稳态，则可能会导致在新的目标设定点附近波动，引起 IBS 混合型（IBS with mixed bowel habits，IBS-M）。

无论是既往还是目前的心理问题都会引起或加重 IBS 的腹痛和腹部不适。然而，IBS 是一种异质性疾病；在不同个体中，IBS 不同的病因组分间的关联性差异很大。虽然综合性 EM 可能适用于部分患者，但是很可能模式中的特定单一因素适用于其他患者。EM 为 IBS 提供了基本的理解和解释，并且可能会加强医患间的沟通，当然很多患者也有一套自己对症状的理论和解释。

常用通俗版医患沟通示例：
- 大脑以这样的方式发送信号，以致肠道对信号作了过度的解读。
- 肠道过于敏感地接受信号。
- 肠道过于敏感地处理信号，这就影响了肠道功能。
- 肠道的功能受神经系统的影响。

- 肠道以这样的方式发送信号，以致大脑对此作了过度的解读。
- 大脑过于敏感地接收或处理信号。
- 大脑正在将身体的正常信号误读为疾病的征兆。
- 肠道中的食物、细菌或其他物质有时会导致肠道功能异常并引发症状。

结论

以患者为中心的治疗是基层医院的基石，是其与全科治疗和持续性治疗的显著区别。指南和方案应纳入以患者为中心的概念，以避免与患者沟通中出现显著分歧。如果以患者为中心的治疗应用得当，自我管理和共同决策将更有可能实现。

对医护人员而言，在营造一个最佳二元化的以患者为中心的治疗模式中，下列要素至关重要：

- 主动倾听。
- 认同患者的感受。
- 提供共情。
- 确定计划进度。
- 不要过度反应。
- 教育。
- 安抚。
- 设定现实的共同目标。
- 协商。
- 帮助患者承担责任。
- 设定限制。
- 维持治疗连续性。

总 结

- IBS 的循证治疗更多地依赖于专业实用的知识及患者的期望，而非"科学证据"。
- 医生应用"PACT"模式进行医患沟通并对慢性 IBS 症状发生提供合适的解释模式（EM），这是疾病管理的关键。

（魏 薇 译，柏小寅 校）

参 考 文 献

Dhaliwal S, Hunt RH. Doctor-patient interaction for irritable bowel syndrome in primary care: a systematic perspective. Eur J Gastroenterol Hepatol 2004; 16: 1161-1166.

Di Palma JA, Herrera JL. The role of effective clinician-patient communication in the management of irritable bowel syndrome and chronic constipation. J Clin Gastroenterol 2012; 46: 748-751.

Huber M, Knottnerus J, Green L, et al. How should we define health? BMJ 2011; 343: d4163.

Hungin AP, Becher A, Cayley B, et al. Irritable bowel syndrome: an integrated explanatory model for clinical practice. Neurogastroenterol Motil 2015 Jun; 27 (6): 750-763.

Hungin AP, Molloy-Bland M, Claes R, et al. Systematic review: the perceptions, diagnosis and management of irritable bowel syndrome in primary care—a Rome Foundation working team report. Aliment Pharmacol Ther 2014 Nov; 40 (10): 1133-1145. doi: 10.1111/apt.12957.

Liberati EG, Gorli M, Moja L, et al. Exploring the practice of patient centered care: the role of ethnography and reflexivity. Soc Sci Med 2015; 133: 45-52.

Ringstrom G, Sjovall H, Simren M, et al. The importance of a person-centered approach in diagnostic workups of patients with irritable bowel syndrome. Gastroenterol Nurs 2013; 36: 443-451.

4. 功能性胃肠病的生物-心理-社会问题

Joel Heidelbaugh，MD

引言

当标准化的药物治疗和生活方式指导难以帮助功能性胃肠病（FGIDs）患者改善症状时，心理治疗则是一种合理的辅助治疗选择。通过本章节提供的流程图，心理治疗应当被考虑用于具有下述临床表现的患者，即应激或心理因素（如控制自身症状的自控能力受限）很可能会加重 FGIDs 的症状或影响对疾病的进一步处理。符合标准的候选患者应被转诊至有资质的精神专科医生处就诊，他们可以根据每个患者的情况确定最佳的循证治疗。

需要转诊至精神专科的指征包括：患者已认识到应激和其他心理因素与他们的症状波动存在相关性；经激励后愿意在自我管理中发挥积极作用；相信心理治疗的价值；愿意参与到治疗中；相信他们有能力在一定程度上控制自己的胃肠道症状；以及更青睐于非药物治疗。转诊的反指征则包括：未认识到心理因素在其临床表现中的作用；缺乏在自我管理中发挥积极作用的动力；急切寻求"快速解决方案"，而又不相信心理治疗的潜在疗效。此外，还应评估患者对接受心理治疗和（或）精神类药物的态度，同时还需明确既往该方面的应用情况。

许多临床医生缺乏处理 FGIDs 的生物-心理-社会问题方面的必要培训。建立良好治疗型医患关系的重要性怎么强调都不为过，因为只有这样才能使预后获益最大化，同时能增加诊断准确性，增强患者的治疗依从性，改善自我管理，降低医疗成本，减少医疗纠纷，并能提高患者满意度。与其他慢性病相比，强化训练 FGIDs 心理因素的识别显得更为必要，因为有很多因素限定了医患之间的互动，这些也常导致双方对治疗效果不再抱有幻想。增加两者关系紧张度的危险因素包括：普遍存在的心理压力及因"功能性"诊断而背负的耻辱感；有限的临床沟通技巧培训；非最佳的治疗方案（患者所谓的无效）；以及医疗保险更热衷于赔付操作相关的费用，而非慢性病的管理。

在培训治疗 FGIDs 的医护人员时，重点在于：提高沟通技巧，其中包括共情和主动倾听；鼓励患者袒露心声，并使其认识到心理因素在疾病中的作用；以开放式问答的方式引出患者的担忧、价值观及偏好；并促进患者参与自己的治疗过程（共同的目标和治疗计划）。医生应提供以患者为中心的教育，同时安慰、给予患者希望并确保治疗的连续性，并提高医护人员自我反应及对患者做出恰当回应的自我意识，以上这些也是重要的原则。

定义

生物-心理-社会模型设定疾病是由细胞学、人际和环境三个层面的相互作用而产生的。阐述 FGIDs 机制的模型将遗传、环境和心理社会因素及其对生活经历和肠-脑功能的影响进行了整合，这些因素相互作用而产生临床症状，影响临床预后（其中包括健康相关生活质量，health-related quality of life，HRQOL）和求医行为。

生物-心理-社会模型整合了神经生理学模型，在后者的理论中，FGIDs 被认为是一类脑-肠信号异常所致的疾病。随着对遗传学、心理学和社会进程的进一步深入理解，相关研究提示患者和父母的信仰、心理特征、早年生活中的应激事件、社会支持的存在与否及文化因素都会影响着 FGIDs 的表现和预后。而医生应该积极去调查这些因素，为 FGIDs 患者制订个性化的治疗方案提供蓝图。

流行病学

精神疾病共病在 FGIDs 患者中很常见，其中最常见的是焦虑和抑郁，但这些常常是 FGIDs 症状导致的结果，并使得 HRQOL 下降。随着 FGIDs 共病数量的增加，精神疾病共病的风险也在升高——例如，抑郁、焦虑和躯体化常与肠易激综合征（IBS）和功能性消化不良同时存在。据估算，2/3 的 FGIDs 患者存在一种内科或心理方面的共病；每种 FGID 合并共病平均达 5 种。常见的共病包括焦虑、纤维肌痛、慢性腰痛和失眠。共病背后的理论假设认为认知过程和中枢神经系统信号处理间存有共享关系。

虽然精神疾病共病可能在诸多 FGIDs 发病和发展中发挥着作用，但需要注意的是，根据《精神障碍诊断和统计手册》(DSM-5)，大多数 FGIDs 患者并不符合精神疾病的诊断标准。研究发现，与"正常或器质性疾病"对照相比，40%~60%的 IBS 患者存在焦虑、抑郁、惊恐障碍、创伤后应激障碍（posttraumatic stress disorder，PTSD）和躯体化障碍方面的困扰。一项在基层医院的临床研究显示临床抑郁状态与 FGIDs 的重叠约 30%。

尽管高达 80% 的 FGIDs 患者报告有创伤的经历，但仅有 10%~30% 符合 DSM-5 中 PTSD 诊断标准。据估算，作为 FGIDs 相关共病因素的焦虑和惊恐障碍，包括 13% 恐惧症，7%~26% 社交焦虑障碍和 35% 强迫症。

一些 FGIDs 患者有适应不良性进食障碍，包括神经性厌食和暴食症，这些都被证明显著降低了 HRQOL 系数。与 FGIDs（包括功能性食管、胃和肠道疾病）

相关的症状可能与进食障碍在病程和症状上存在重叠。

病因和解释

"微生物-脑-肠轴"假说是一种新兴理论，认为肠道菌群的调节似乎可以成为包括 FGIDs 在内的应激或疼痛相关性疾病的一个治疗新靶点。FGIDs 症状广泛且频繁发作，这提示在这些相互重叠的疾病背后的共同机制发挥了关键性作用，这类共同机制可能存在于中枢神经系统中；而"中枢化"可能是一些患者出现持续性症状的初始原因，和（或）慢性外周性疼痛输入的结果。

一种新兴的着重于脑-肠信号传递的神经生理学模型为理解 FGIDs 的病理生理学机制提供了新的解释。脑-肠间的双向对话可以影响情绪唤醒和大脑皮质调节网络，研究已发现 FGIDs 中这种双向对话发生改变，从而导致 FGIDs 患者大脑功能的变化。该机制如今已用以阐释内脏疼痛感知的心理调节改变的生化基础。神经影像技术的进展也探知到 FGIDs 患者大脑结构和功能的改变。

环境应激和相互重叠的心理过程可能会改变健康人群、胃食管反流病（gastroesophageal reflux disease，GERD）患者及功能性食管疾病和肠道疾病（包括 IBS）患者的胃肠道功能和症状感知。常见的共同表现包括对"紧张的胃"的感知和应激诱发的腹泻。流行病学研究结果也为该学说提供了进一步的证据，数据显示 FGIDs 与心身疾病间存在这种双向关系。

临床评估

许多临床医生反映，很难在患者就诊时有足够的时间进行详细的生物-心理-社会评估，从而将临床表现和 FGIDs 关联到一起。目前常用的工具包括 PHQ-9 抑郁量表、GAD-7 焦虑量表、躯体化患者健康问卷-15、评估儿童疼痛中父母灾难化的 PCS-P 量表，以及疾病影响和健康相关生活质量量表（适用成人的 SF-12、SF-8、IBS-QOL；适用儿童的 FDI）。与患者讨论时需注意的敏感话题包括虐待史、抑郁情绪、自杀念头和创伤后事件。在患者就诊过程中，医生在询问关于社会心理问题及其对个人生活所造成的影响时，应当安排充足的时间以详细了解，并在未来的就诊中进行进一步的探讨。鉴于在所有社会经济和文化群体中，亲密伴侣暴力行为的发生率都很高，从而这也是疾病评估时的一个潜在重要领域。

医疗转归简明健康调查（SF-36）是目前应用最为广泛且旨在评估疾病对生活质量影响的量表。与成人相比，适用于儿童的性虐待、躯体或情感虐待方面的数据收集工具尚待完善。国际防止虐待与忽视儿童协会（ISPCAN）制订并验证了用于儿童和父母的问卷，用以评估儿童受虐待的经历。

心理评估经常包括与胃肠道症状相关的问题，而这些可能导致评分虚高。因此在对 FGIDs 患者的研究中，应纳入有器质性胃肠病并寻求类似治疗手段的患者作为对照组。然后，应该在去除了 FGIDs 相关的"躯体性"主诉的条目后，对结果进行重新分析。

治疗

心理治疗

虽然许多基层医院医生接受过认知行为治疗领域多方面的培训，但将患者转诊给精神病学专家，可能有助于指导患者制订合适的治疗计划。处理 FGIDs 的生物-心理-社会方面问题的关键原则是以认知治疗措施为中心，旨在识别和修正消极倾向的思维方式。躯体控制练习包括肌肉放松、催眠、正念和冥想，这些可以教导患者结构化的运动，从而抑制生理刺激反应。暴露疗法旨在减少患者对消化道症状的灾难化认知、过度警觉、恐惧及对不愉悦的内脏感受或情境的过度回避，该疗法以系统性方式来帮助患者正确面对上述问题。由于目前尚未明确哪种治疗方法更优，因此很难确定这些方法对哪类患者更有效。

心理治疗在 FGIDs 治疗上的成功反映在以下几方面：越来越多的证据提示脑-肠相互作用的调控异常方面中枢神经系统的作用；对于那些常规药物治疗不充分的 FGIDs 患者，高质量的研究支持心理治疗对于缓解此类患者核心症状的疗效；FGIDs 与精神疾病和以中枢敏化为特点的内科疾病（如头痛、腰痛等）的共病率很高；公众对非药物疗法和整合疗法的态度发生了积极的转变，并将它们作为常规药物治疗的辅助或替代疗法。

目前研究最多的心理治疗是认知行为治疗、精神动力心理治疗和催眠。每一类治疗均强调不同的治疗过程，但它们有一个共同的假设，即生物学因素虽然重要，但并没有充分解释在三级医院中所见的那些病重患者的病情全貌。心理治疗基于疾病的生物-心理-社会模型，认为生物因素与心理、社会可变因素协同作用，从而共同影响症状的表现及其他健康结局（如生活质量、卫生资源的使用）。因此，心理治疗的目标是有效解决环境和精神心理方面有可能促使症状加重的问题。以下将介绍用于 FGIDs 的不同类型心理治疗方法及其原理，以及支持其应用的相关证据。

认知行为治疗（cognitive behavioral therapy，CBT）强调学习过程和认知理论，以检查错误的思维过程，并突出建设性的思维过程，后者可用以帮助患者控制和减少 FGIDs 症状。修正思维方式可以改变患者身心两方面的行为和感受。自我放松和正念是用于直接改变生物过程的策略，包括减轻肌肉紧张和自主神经觉醒，这些都被认为会加重消化道症状。与 FGIDs 治疗相关的方法包括渐进式肌肉放松训练、腹式（膈肌）呼吸训练、催眠和冥想。

定向暴露疗法被用来减少患者对 FGIDs 症状的灾难化认知、对症状的过度警觉、对症状的恐惧及对不愉悦的内脏感觉或情境的过度回避，该疗法以系统性方式来帮助患者正确面对上述问题。例如，患者有意通过各种方法诱导令其恐惧的内脏症状（如紧缩腹部产生肠道感受，穿紧身衣服，延迟去卫生间，进食害怕的/刻意回避的食物）。

精神动力人际心理治疗是一种领悟取向疗法，旨在通过帮助患者对自身情况有更好的理解，用以减轻患者的情绪压力和消化道症状；内容包括使患者更好地理解为什么在其核心关系出现困难或改变时，消化道症状会出现进展，同时进一步了解情绪状态、应激和肠道症状间的关系。

药物治疗

一些药物作用机制已被用于解释抗抑郁药和其他中枢作用药物在治疗成人 FGIDs 时所展现的治疗效应。这些机制包括 5-羟色胺对肠道生理的作用，阻断神经递质而产生的中枢镇痛作用，对下丘脑-垂体-肾上腺（HPA）轴的直接作用，以及通过促进神经生长治疗精神共病。

精神类药物的选择应由患者的主要症状、症状频率和严重程度、精神类共病的类型和表现、既往同类药物的应用经验及医患双方的偏好来决定。医护人员和患者之间的治疗型医患关系对于确保治疗计划的执行至关重要，并且频繁随访是确保合理治疗的最重要因素。

通常情况下，基层医院医生可能会开始启动药物治疗，并考虑转诊到心理健康专家如精神科医生以协助指导用药。在成人治疗慢性胃肠疼痛（可能是内脏痛）中，三环类抗抑郁药（TCAs）在优于选择性 5-羟色胺再摄取抑制剂（SSRIs），尤其是便秘为主要症状的情况下。SSRIs 已被证明可改善总体幸福评分，最适合用于合并有焦虑、抑郁或 PTSD 等精神疾病共病的患者。5-羟色胺和去甲肾上腺素再摄取抑制剂（SNRIs）是一类新型药物，已被证实在治疗抑郁、焦虑和慢性疼痛方面均有疗效，而且药物副作用较少。

总　结

- 心理社会因素对决定 FGIDs 预后非常重要，不应被忽视。
- 临床医生可能觉得自己没有足够的时间和培训来进行社会心理评估，但实际上，大多数问题通过接诊医生关于 FGIDs 对患者生活影响的一些常规问题就可以得到评估。
- 脑-肠间双向对话的改变为理解心理社会历程在 FGIDs 病理生理学和症状产生中的作用提供了基础。
- 近 2/3 的 FGIDs 患者有一种共病——平均每类 FGID 有 5 种共病。最常见的共病是焦虑、纤维肌痛、腰痛和失眠。共病可能是由共同的认知和"中枢"过程驱动。
- 对于常规药物或饮食治疗反应欠佳的患者,帮助他们有效地控制和减少FGIDs症状是FGIDs治疗的重要组成部分。
- 对于FGIDs(中重度),当一线治疗效果欠佳时,抗抑郁药是一个重要的超适应证治疗选项。
- 精神类药物的选择应由患者的主要症状、症状频率和严重程度、精神疾病共病的类型和表现、既往同类药物的应用经验及医患双方的偏好来决定。
- 临床医生和患者之间的治疗型医患关系对于确保治疗计划的执行至关重要。
- 沟通技巧可以通过学习获得并用于实践,从而对患者满意度、FGIDs预后及医生工作满意度产生显著的积极影响。

(魏 薇 译,柏小寅 校)

参 考 文 献

Boyce PM, Talley NJ, Balaam B, et al. A randomized controlled trial of cognitive behavioral therapy, relaxation training, and routine clinical care for the irritable bowel syndrome. Am J Gastroenterol 2003; 98: 2209-2218.

Craske MG, Wolitzky-Taylor KB, Labus J, et al. A cognitive-behavioral treatment for irritable bowel syndrome using interoceptive exposure to visceral sensations. Behav Res Ther 2011; 49: 413-421.

Drossman DA. Presidential Address: Gastrointestinal illness and the biopsychosocial model. Psychosom Med 1998; 60: 258-267.

Drossman DA. Abuse, trauma, and GI illness: is there a link? Am J Gastroenterol 2011; 106: 14-25.

Drossman, DA. 2012 David Sun lecture: helping your patient by helping yourself—how to improve the patient-physician relationship by optimizing communication skills. Am J Gastroenterol 2013; 108: 521-528.

Halpert A, Dalton CB, Palsson O, et al. Irritable bowel syndrome patients' ideal expectations and recent experiences with healthcare providers: a national survey. Dig Dis Sci 2010; 55: 375-383.

Levy RL, Feld AD. Increasing patient adherence to gastroenterology treatment and prevention regimens. Am J of Gastroenterol 1999; 94: 1733-1742.

Levy RL, Langer SL, Walker LS, et al. Cognitive behavioral therapy for children with functional abdominal pain and their parents decreases pain and other symptoms. Am J Gastroenterol 2010; 105: 946-956.

Mayer EA, Tillisch K. The brain-gut axis in abdominal pain syndromes. Annu Rev Med 2011; 62: 381-396.

Owens DM, Nelson DK, Talley NJ. The irritable bowel syndrome: long-term prognosis and the physician-patient interaction. Ann Int Med 1995; 122: 107-112.

Ware JE Jr., Sherbourne CD. The MOS 36-item short-form health survey (SF-36). I. Conceptual framework and item selection. Med Care 1992; 30: 473-483.

FGIDs心理社会评估和治疗
流 程

第1步：一线治疗[a]

严重度 ↓

评估[b] →	干预[b]
・采集病史和体格检查 　・胃肠道症状和诊断 　・诱因（应激、饮食……） 　・目前和既往治疗 ・筛查 　1. 心理症状[c]和自杀倾向 ⚑ 　2. (多种)躯体症状 ⚑ 　3. 消化道症状对功能/生活质量、生活压力的影响 ⚑ 　4. 物质滥用（包括处方药物）⚑ ・获得以上评估中关于共病的严重程度/影响以及生活压力（包括受虐待史）的详细信息 ⚑ ・评估患者对自己FGIDs的理解程度 ・了解患者的支持系统	・建立医患关系 ・提供**安慰** ・针对**生物–心理–社会**模式进行**教育** ・倡导改善生活方式（例如：锻炼、减压） ・提供**饮食**宣教和改良建议 ・**提供全面支持** ・根据所获得的信息调整治疗 ・**布置家庭作业**：与患者协商在下一阶段诊治前需要完成的具体任务[d]

↓ *如果临床无改善或改善轻微，进入第2步* ↓

第2步：二线治疗[a]

评估[b] →	干预[b]
・评估第1步干预的依从性 ・针对躯体症状（如疼痛、腹泻）**应用小剂量中枢作用药物，了解患者的接受性**	・回顾生物–心理–社会教育背景 ・培训基本的疾病管理技能 ・解释并予以**药物对症治疗**（外周作用药物） ・解释并予以**小剂量中枢作用药物**（监测副反应） ・**建议评估资源** ・**建立规律随访计划** ・**根据获得的信息调整治疗方案** ・**布置家庭作业**：与患者讨论在下一阶段诊治前需要完成的具体任务

↓ *如果临床无改善或改善轻微，进入第3步* ↓

· 27 ·

续表

第3步：三线治疗[a]	
评估[b] ——————————————→	干预[b]
· 监测第2步干预措施的**依从性** · 针对躯体和（或）心理症状给予中枢作用治疗方案（心理治疗、药物治疗），确定患者的接受程度 · 确定转诊至精神心理科的意愿和资源，需考虑疾病的观念/认知和治疗倾向 · 即使已经转诊至精神心理科，也应继续随诊患者的躯体症状	· 回顾生物–心理–社会医学模式教育要点和中枢作用药物治疗的作用 · 如果治疗效果不好，或存在焦虑/抑郁，考虑增加中枢作用药物的剂量（监测副反应） · 如果需要进一步评估或需要使用中枢作用药物控制精神心理症状，**可转诊至精神心理医生或请他们会诊** · 根据所获得的信息调整治疗 · **布置家庭作业**：与患者讨论在下一阶段诊治前需要完成的具体任务

（严重度↓）

↓ *如果临床无改善或改善轻微，进入第4步* ↓

第4步：包括精神心理专业的多学科综合治疗[a]	
评估[b] ——————————————→	干预[b]
· 监测第3步干预的**依从性** · 规范的结构化精神/心理评估 · "状态"：情绪和焦虑障碍，症状特异的情绪和认知 · "特质"：个性 · 生活压力（包括受虐待史）及其影响…… · 确定转诊的意愿、资源和相应的精神心理专科医生的特长	· 转诊，针对躯体和（或）心理症状予以心理治疗，或如果之前接受过心理治疗，建议精神心理科医生随诊，以确定治疗转归 · 在适当的情况下，转诊至疼痛管理专业人员 · 在适当的情况下，根据患者躯体和（或）心理症状调整中枢作用药物治疗（精神心理科医生在咨询消化科医生后，加强药物治疗，监测副作用） · 根据所获得的信息调整治疗 · **布置家庭作业**：与患者讨论下一阶段诊治前需要完成的具体任务

注：红旗表示需要立即请精神科医生或心理科医生会诊。

白旗（英文网络版上的黄旗）提示这方面需要精神卫生专业人员参与，也建议专业人员的介入。

a. 每一步骤所需时间因患者治疗反应不同而不同。

b. 当与父母谈论关于他/她孩子的症状时，用"您的孩子"来代替"您"。

c. 干预或转诊如果恰当，仍需要继续进行评估。

Levy RL，Feld AD. Increasing patient adherence to gastroenterology treatment and prevention regimens. Am J Gastroenterol 1999；94：1733-1742.

Flowchart originally published in：Drossman DA，Chang L，Chey WD，Kellow J，Tack J，Whitehead WE，eds. Functional gastrointestinal disorders：disorders of gut-brain interaction. Volume I. 4th ed. Raleigh，NC：Rome Foundation，2016：446-447.

第二部分

诊断分类

表 1 功能性胃肠病

A. 食管疾病
- A1. 功能性胸痛
- A2. 功能性烧心
- A3. 反流高敏感
- A4. 癔球症
- A5. 功能性吞咽困难

B. 胃十二指肠疾病
- B1. 功能性消化不良
  - B1a. 餐后不适综合征（PDS）
  - B1b. 上腹痛综合征（EPS）
- B2. 嗳气症
  - B2a. 过度胃上嗳气
  - B2b. 过度胃嗳气
- B3. 恶心和呕吐症
  - B3a. 慢性恶心呕吐综合征（CNVS）
  - B3b. 周期性呕吐综合征（CVS）
  - B3c. 大麻素剧吐综合征（CHS）
- B4. 反刍综合征

C. 肠道疾病
- C1. 肠易激综合征（IBS）
  - IBS 便秘型（IBS-C）
  - IBS 腹泻型（IBS-D）
  - IBS 混合型（IBS-M）
  - IBS 不定型（IBS-U）
- C2. 功能性便秘
- C3. 功能性腹泻
- C4. 功能性腹胀/腹部膨胀
- C5. 非特异性功能性肠病
- C6. 阿片引起的便秘

D. 中枢介导的胃肠道疼痛病
- D1. 中枢介导的腹痛综合征（CAPS）
- D2. 麻醉剂肠道综合征（NBS）/阿片引起的胃肠道痛觉过敏

E. 胆囊和 Oddi 括约肌（SO）疾病
- E1. 胆源性疼痛
  - E1a. 胆囊功能障碍
  - E1b. 胆管 SO 功能障碍
- E2. 胰管 SO 功能障碍

F. 肛门直肠疾病
- F1. 大便失禁
- F2. 功能性肛门直肠疼痛
  - F2a. 肛提肌综合征
  - F2b. 非特异性功能性肛门直肠疼痛
  - F2c. 痉挛性肛门直肠疼痛
- F3. 功能性排便障碍
  - F3a. 排便推进力不足
  - F3b. 不协调性排便

G. 儿童功能性胃肠病：婴儿/幼儿
- G1. 婴儿反胃
- G2. 反刍综合征
- G3. 周期性呕吐综合征（CVS）
- G4. 婴儿腹绞痛
- G5. 功能性腹泻
- G6. 婴儿排便困难
- G7. 功能性便秘

H. 儿童功能性胃肠病：儿童/青少年
- H1. 功能性恶心呕吐病
  - H1a. 周期性呕吐综合征（CVS）
  - H1b. 功能性恶心和功能性呕吐
    - H1b1. 功能性恶心
    - H1b2. 功能性呕吐
  - H1c. 反刍综合征
  - H1d. 吞气症
- H2. 功能性腹痛病
  - H2a. 功能性消化不良
    - H2a1. 餐后不适综合征
    - H2a2. 上腹痛综合征
  - H2b. 肠易激综合征（IBS）
  - H2c. 腹型偏头痛
  - H2d. 功能性腹痛综合征—非其他特指
- H3. 功能性排便障碍
  - H3a. 功能性便秘
  - H3b. 非潴留性大便失禁

5. 功能性食管病

Pali Hungin，MD，FRCGP

功能性食管病（functional esophageal disorders）包括一系列不能用任何结构异常解释的食管源性症状。这也反映了我们对其他功能性胃肠病（functional gastrointestinal disorders，FGIDs）包括肠易激综合征（irritable bowel syndrome，IBS）的认识，即那些与器质性疾病不相关的胃肠道症状可能与心理因素相关。FGIDs 的基本发病机制，如相应解剖区域的高敏感（hypersensitivity）和中枢神经系统高警觉（hypervigilance），也适用于功能性食管病。另外，临床医生需要意识到不同系统的功能性疾病之间的重叠，包括纤维肌痛和偏头痛。

功能性食管病的罗马Ⅳ诊断内容包括以下方面：
1. 功能性胸痛。
2. 功能性烧心。
3. 反流高敏感。
4. 癔球症。
5. 功能性吞咽困难。

虽然功能性食管病本身就是一类临床问题，但重要的是排除其他可能引起类似症状的临床疾病，包括心脏疾病和口腔咽喉部疾病。功能性食管病的诊断需排除食管结构异常和口腔咽喉部、肺部及心脏方面的原因。在罗马Ⅳ诊断标准中，要求症状存在至少 3 个月，诊断前症状出现至少 6 个月。需要除外症状由胃食管反流病（gastroesphageal reflux disease，GERD）和嗜酸性粒细胞性食管炎引起，而且主要症状不是由动力障碍性疾病如食管胃流出道梗阻或远端食管痉挛引起，因为这些疾病与异常传输有关。

临床医生经常面对 GERD 治疗效果不好的患者。尽管不同医疗机构可开展的检查项目有差别，患者所能获得的检查程度不同（如动态 pH 监测），这些患者仍应该考虑为功能性食管病。术语"反流高敏感"指在生理数值范围内的酸及弱酸反流事件也可能诱发症状，现在已归类在功能性食管病中（图 5-1）。

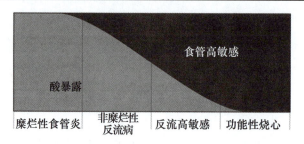

图 5-1　酸暴露和食管高敏感在胃食管反流病和功能性食管疾病重叠症状产生中的相对作用
Galmiche JP，Zerbib F，des Varannes SB. Treatment of GORD：Three decades of progress and disappointments. United European Gastroenterol J 2013；1：140-150. 获许修改

功能性胸痛

定义

功能性胸痛（functional chest pain）定义为反复的、难以解释的非心源性胸骨后疼痛，具有内脏痛的性质，不能用 GERD 或其他黏膜疾病和动力异常来解释。除了典型的烧心症状以外，部分患者会出现慢性心绞痛样胸痛，往往被称为非心源性胸痛（noncardiac chest pain，NCCP）。病史和临床特征无法可靠地区分食管源性、心源性胸痛，而诊断功能性胸痛前需除外食管源性和非食管源性疾病。新的罗马Ⅳ标准包含的功能性胸痛的临床描述与 NCCP 相似，认为功能性胸痛是 NCCP 的一个亚类。

功能性胸痛的罗马Ⅳ诊断标准详见附录。

流行病学

人群调查显示 NCCP 的患病率在 19%～33%，不同性别患病率无差异。与年长者相比，NCCP 在 45～55 岁年龄段的人群中患病率更高。美国功能性胸痛的患病率约为 13.6%。

病理生理

功能性食管病的病理生理机制可能包括食管高敏感、内脏刺激引起的中枢处理过程发生改变、动力功能异常、自主神经活性改变和心理异常。疼痛感知的改变可能源于内脏高敏感，即对内脏刺激清醒感知的强化。局部组织损伤或炎症可致敏外周神经，在初始刺激消失后食管高敏感仍持续存在。食管内酸暴露可刺激这些机制。

约 1/3 的 NCCP 患者存在食管动力功能异常，但可能只是附加现象而不是疼痛的直接原因。自主神经功能紊乱伴迷走神经活动增加见于部分患者中，食管刺激的感觉增强可能反映脑干介导的迷走神经活动对心脏和食管的作用。这可能解释食管刺激后引起的类似心脏源性的症状。

心理共病很可能是功能性胸痛患者的一个主要因素，约 75%的 NCCP 患者同时患有心理疾病。据报道焦虑、抑郁和躯体化障碍与报告疼痛有关。NCCP 患者中常见的心理障碍是惊恐障碍、焦虑、抑郁症。尤其是食管症状中，胸痛与心理异常（如惊恐发作）关系密切。与没有心理共病的 NCCP 患者相比，合并心理疾病的 NCCP 患者生活质量下降、对治疗的满意度更低。与健康者对照相比，NCCP 患者存在更多的睡眠问题、应激和负性生活事件。

临床评估

经适当的心脏检查显示阴性并诊断 NCCP 后，仍需排除结构性异常、黏膜疾病及主要的动力性疾病，才能诊断功能性胸痛。这通常需要侵入性检查包括上消化道内镜，但短疗程大剂量质子泵抑制剂（proton pump inhibitor，PPI）试验性治疗可能是合适的，若 PPI 试验阳性为确定诊断提供有价值的指标。PPI 试验作为初筛方法，在 NCCP 患者中筛查 GERD 的敏感性（达 80%）和特异性（77%），临床上可接受。进一步排除 GERD 则需行 pH 监测，这些检查（包括更精确的 pH-阻抗监测）有一定局限性，尤其是非酸反流在 NCCP 患者中的作用还不明确的情况下。

上消化道内镜检查常用于评估不能解释的上消化道症状，但在 NCCP 患者中，内镜下食管病理学检查结果差异大且诊断价值低，少于 1/3 的患者可发现糜烂性食管炎的证据。食管压力测定仍然是检测食管动力异常的最佳方法，但是，高达 70%的 NCCP 患者在上述检查中食管动力是正常的。胡桃夹食管、弥漫性食管痉挛和贲门失弛缓症在检查中发现率低，但是代表了本身有意义的独立疾病。进一步的检查包括球囊扩张刺激试验、酸滴注试验或药物刺激试验，这些可能得到阳性结果，但仅用于专业领域，而且可能获益不大。

治疗

功能性胸痛没有普遍有效的特殊治疗，治疗建议多基于小规模、非普遍适用的研究。其治疗主要为调节疼痛的药物治疗和心理学治疗，如心理疗法、认知行为治疗（cognitive behavioral therapy，CBT）和催眠疗法。抗抑郁药物的镇痛效应与药物的情绪调节作用无关，可用于无情绪障碍的患者。用于治疗功能性胸痛的抗抑郁药包括以下几种。

三环类抗抑郁药（tricyclic antidepressants，TCAs）通过增强疼痛传导的抑制性通路的作用，达到减轻疼痛的效果。TCAs 也能改善睡眠，从而对不适症状的感知起积极作用。临床试验提示丙米嗪（50mg）可使近50%的患者疼痛发作明显减少，但食管敏感性无变化。总体来说，研究证据表明大部分 NCCP 患者在长期使用 TCAs 期间（可达3年）获得症状缓解。

一项使用曲唑酮治疗功能性食管病的研究中，对于有非特异动力障碍的患者，治疗6周后症状改善。选择性 5-羟色胺（5-HT）再摄取抑制剂（SSRIs）有内脏镇痛作用。与安慰剂比较，舍曲林可明显降低患者的疼痛评分；帕罗西汀可改善医生测评量表的评分，但患者自我报告疼痛评分无改善。但是，另一项研究没有得到这些结论。5-羟色胺-去甲肾上腺素再摄取抑制剂（SNRIs）如文拉法辛，与安慰剂相比可改善症状，但不良事件明显更多。

腺苷拮抗剂（茶碱）和 5-羟色胺受体拮抗剂（昂丹司琼）对疼痛的感知阈值有影响，但对食管源性胸痛患者尚无获益的直接证据。一些小规模研究显示内镜下注射肉毒素有效，普瑞巴林可减低食管高敏感。

心理治疗

一项 Cochrane 分析证实心理干预治疗对 NCCP 患者整体获益，尤其是在最初3个月，胸痛症状明显减轻。心理干预治疗包括认知行为疗法（CBT）、生物反馈和催眠治疗。与心脏病患者相比，若干年内，功能性胸痛患者冠状动脉事件的发病率和死亡率较低，预后较好。尽管死亡率较低，仍有75%的 NCCP 患者长期存在持续性胸痛，但是一旦患者明白疼痛来源于食管后，因疼痛产生的致残感会减少。

功能性烧心

定义

功能性烧心（functional heartburn）是指发作性胸骨后烧灼样不适或疼痛，足量的抑酸治疗无效，且缺乏 GERD、黏膜组织病理学异常、主要的动力障碍性疾病或结构性异常的证据。功能性烧心的诊断取决于能够排除 GERD 的结论。

功能性烧心的罗马Ⅳ诊断标准，组织病理学检查很重要。请详见附录。

流行病学

约70%有反流症状的患者无食管受损的证据，从而被诊断为非糜烂性反流病（NERD）或功能性烧心。在烧心患者调查中，功能性烧心所占比例在21%～75%，变化范围较大，主要取决于被调查的程度，这一比例在基层医院中可能更高。这部分患者对抑酸治疗反应不佳。功能性烧心经常与功能性消化不良、功能性胸痛和 IBS 等其他功能性胃肠病并存。

病理生理

目前认为内脏感知改变是主要因素，但是引发烧心症状的刺激物仍未明了。食管黏膜完整性受损可能是一个因素，但这可能与反流相关的烧心有关，而非功能性烧心本身。与其他功能性胃肠病类似，其他可能的机制包括中枢处理因素和心理因素。睡眠剥夺和应激试验的相关研究提示应激增强了 GERD 患者对食管酸性物质的感知，与有反流相关症状的患者相比，功能性烧心患者焦虑和躯体化障碍评分更高。不同于下面讨论的反流高敏感，功能性烧心患者的烧心症状与 pH 监测到的酸反流无关。

临床评估

目前缺乏循证资料用于明确功能性烧心的特异性临床特征及与烧心本身进行鉴别，这部分患者的临床特点难以准确描述。功能性烧心和 GERD 患者在年龄、体质指数、症状严重程度或与肠易激综合征重叠等方面均无差别。功能性烧心的初始治疗是经验性的，有赖于 PPI 试验作为首要干预措施。在这种治疗方法中，需要将 PPI 剂量优化为治疗剂量（每日 2 次），治疗 2 个月。推荐年龄大于 50 岁的患者及 PPI 治疗 8 周后无效的患者进行内镜检查，以排除 Barrett 食管。需进行食管黏膜活检排除嗜酸性粒细胞性食管炎。食管压力测定和动态反流监测（包括 pH-阻抗监测）能够帮助排除诊断，但其结果不影响总体治疗。

治疗

功能性烧心的治疗大部分是经验性的，应避免反复的侵入性检查。与前面提到的功能性胸痛的治疗类似，疼痛调节剂（如小剂量的 TCAs 及更小剂量的 SSRIs）可与心理干预治疗一并使用，但其有效性没有明确结论。

功能性烧心的患者应避免行胃底折叠术，数个研究显示手术前 pH 监测正常且与症状无相关性的患者术后转归差。

反流高敏感

定义

反流高敏感（reflux hypersensitivity）是指患者在临床表现上有食管症状，其理应属于 GERD 的范畴，而内镜检查或 pH 监测无病理性反流的证据，但监测到生理性反流引发食管症状。因此，符合标准的一些患者可能对抗反流治疗有效，另外一些患者则可能对调节食管敏感性的治疗有效。

反流高敏感的罗马Ⅳ诊断标准，请详见附录。

流行病学

反流高敏感患者的实际患病率尚不清楚，但是其组成了 NERD 患者的一小部分，行动态 pH 监测的 NERD 患者中约 10% 为反流高敏感。

反流高敏感的患者属于 NERD 范畴。NERD 患者对抗酸治疗的反应比糜烂性食管炎患者差，而食管酸暴露正常的 NERD 患者的治疗反应最差。一部分亚组患者食管 pH 监测结果显示酸暴露正常，但在正常酸暴露情况下出现的反流事件却诱发了症状。

病理生理

反流高敏感的病理生理机制与功能性胸痛和功能性烧心相似，与周围或中枢神经系统敏感化作用导致的食管高敏感有关，包括中枢对内脏刺激的处理异常。食管症状的感知在心理应激情况下被强化。存在心理应激时，中枢介导的处理过程可改变自主神经系统的活性和对疼痛信号的传导。

临床评估

反流高敏感患者与 NERD 和功能性烧心患者的临床表现难以区分。对 PPI 治疗反应差是其与有异常食管酸暴露的 NERD 患者的鉴别之处。临床评估常首选 PPI 试验，有报警征象时需行内镜检查。PPI 治疗无效时需考虑功能性烧心和反流高敏感。需行食管活检组织学检查排除嗜酸性粒细胞性食管炎。明确诊断依赖 pH 或 pH-阻抗监测证实食管酸暴露正常。反流高敏感患者的症状与 pH 监测发现的反流事件相关（尽管参数正常），而功能性烧心患者症状与酸反流无关。

治疗

与功能性烧心相似，经验性治疗是每日 2 次标准剂量或大剂量的 PPI。详细的检查可能有助于确保除外严重病变。胃底折叠术是一种可能的治疗选择，目的是减少酸反流的程度，但是缺乏大规模的临床研究来证实。疼痛调节剂仍是主要的治疗选择，包括 TCAs 和 SSRIs，但研究数据匮乏。与功能性疾病相似，包括认知行为疗法、生物反馈和催眠疗法在内的心理治疗可能改善症状。

癔球症

定义

癔球症（globus）是咽喉部持续或间断性非疼痛性哽噎感或异物感，位于甲状软骨和胸骨柄凹之间的中线部位。患者对异物感的其他描述包括有一种特别东西滞留的感觉、黏液聚集的感觉、被束缚的感觉甚或窒息感。症状在餐间更加明显，吞咽时症状不变或有所改善。鉴别癔球症与其他器质性病因所致症状很重要，后者包括结构性病变或口咽部和食管的原发性动力障碍。尤其是 GERD 患者可产生癔球感，需要排除。癔球症与疼痛不同，后者可能与炎症反应或恶性病变有关，而症状与反流事件相关则提示是 GERD。

癔球症的罗马Ⅳ诊断标准，请详见附录。

流行病学

多达 46% 的健康人有癔球感，中年患者比例最大，男女患病率相似。但症状容易慢性化，75% 的患者症状持续 3 年，50% 的患者持续 7 年。

病理生理

癔球症患者导致症状感知的机制尚不明确，但是可能包括产生感觉的潜在异常和导致对该感觉感知的应答反应。与其他功能性疾病类似，对传入信号感知阈值下降（内脏高敏感）可能是引起症状的基础。新发癔球症有时见于甲状腺切除术后的患者，但是除了明显的病变如肿瘤，没有确凿的证据表明存在任何局部结构的异常。GERD 与癔球症可以偶然共存，但支持两者存在因果关系的证据较少。癔球症与食管胃黏膜异位（即胃黏膜出现在食管上段）相关，对异位的胃黏膜进行消融治疗可改善症状。

食管动力功能异常，包括上段食管的收缩异常及食团传输和蠕动所激活的反射途径异常，是癔球症可能的发病机制。但仍需更多研究来探讨这些潜在的机制。

有个案证据提示应激与癔球症有关，但资料显示癔球症患者中并没有出现更多的歇斯底里人格，"癔病球"这一说法也受到了冲击。应激事件可能诱发症状，强烈的情绪及相关的应激性生活事件可使患者的症状恶化。癔球症患者的心理状况与普通人群无明显差异。

临床评估

癔球症诊断主要基于病史，同时排除其他病因。喉镜检查有助于排除局部病变。接下来需要进一步除外 GERD、胃黏膜异位或原发性动力障碍。PPI 经验性治疗可能有助于避免这些检查。内镜检查正常且 PPI 治疗无效时，可能需进一步评估食管动力异常。

治疗

癔球症是一种良性疾病，但会给患者带来很多困扰。诊治目的是为了避免症状诱发因素及排除器质性病变。治疗剂量的 PPI 试验治疗 4～8 周可能有益，但是治疗的重点在于对患者的解释和宽慰。抗抑郁治疗可能有益，另有证据表明减轻咽喉部张力的心理治疗方法是有效的，如放松疗法及言语治疗技术。

功能性吞咽困难

定义

功能性吞咽困难（functional dysphagia）是指食物滞留感或食团传输异常感，但缺乏能解释症状的结构性、黏膜性或动力机制。诊断前需排除其他疾病。

功能性吞咽困难的罗马Ⅳ诊断标准，请详见附录。

流行病学

随着越来越多更加敏感的检查方法的应用，诊断功能性吞咽困难的患者比例在下降。其实际患病率尚不清楚，在功能性疾病患者中占 3%～8%或更低，在功能性食管疾病中其患病率最低。

病理生理

功能性吞咽困难的部分机制与功能性食管病重叠。间断出现的动力障碍可能与该病有关。食管异常的收缩模式也可能是病理生理机制之一，弱蠕动或失蠕动见于部分非梗阻性吞咽困难的 GERD 患者。与其他功能性疾病的研究类似，功能性吞咽困难患者表现为球囊扩张敏感性的异常，检查发现食管动力异常和内脏敏感性异常。

另外，功能性吞咽困难可能与心理问题高度相关，尤其是焦虑和抑郁。相对于具有其他可解释症状病因的患者，躯体化障碍在吞咽困难和非特异性动力障碍的患者中更为常见。

临床评估

临床评估依赖于仔细地询问病史，尤其是排除其他病因，包括PPI试验性抑酸治疗后的反流病。检查目的是排除其他疾病，如嗜酸性粒细胞性食管炎。使用固体食团的钡剂食管造影能够发现收缩环和狭窄，提示动力障碍和结构异常。食管压力测定、蠕动功能和收缩异常的评估能够发现一些特异性病变，但是轻度的动力异常不能排除功能性吞咽困难的诊断。

治疗

功能性吞咽困难的治疗包括安慰患者没有严重病变、避免明确的诱发因素、仔细咀嚼食物、吞咽后饮用液体。2~4周的PPI试验可能有良好的治疗结局。没有特异性的治疗方法证实有效，促动力药未显示明确的治疗价值。抗抑郁药可能改善内脏高敏感。

总　结

- 功能性食管病的罗马Ⅳ分类包括功能性胸痛、功能性烧心、反流高敏感、癔球症和功能性吞咽困难。
- 不同疾病之间存在重叠，其鉴别依赖临床病史要点和检查结果，尤其是阴性结果。
- 对这些疾病的共同解释是内脏高敏感和中枢神经系统高警觉的联合作用。
- 除了对症治疗和精神类药物，对这些疾病进行心理干预也是常见的。
- 在癔球症中，除外局部病变很重要。
- 抑酸治疗在这类疾病中作用差别很大，仅部分有效。

（陆　佳　译，张晟瑜　校）

参　考　文　献

Bradley LA, Scarinci IC, Richter JE. Pain threshold levels and coping strategies among patients who have chest pain and normal coronary arteries. Med Clin North Am 1991; 75: 1189-1202.

Bredenoord AJ, Weusten BL, Timmer R, et al. Addition of esophageal impedance monitoring to pH monitoring increases the yield of symptom association analysis in patients off PPI therapy. Am J Gastroenterol 2006; 101: 453-459.

Dellon ES, Gonsalves N, Hirano I, et al. ACG clinical guideline: Evidenced based approach to the diagnosis and management of esophageal eosinophilia and eosinophilic esophagitis (EoE). Am J Gastroenterol 2013; 108: 679-692; quiz 693.

Dharmshaktu P, Tayal V, Kalra BS. Efficacy of antidepressants as analgesics: a review. J Clin Pharmacol 2012; 52: 6-17.

Ford AC, Suares NC, Talley NJ. Meta-analysis: the epidemiology of noncardiac chest pain in the community. Aliment Pharmacol Ther 2011; 34: 172-180.

Galmiche JP, Zerbib F, des Varannes SB. Treatment of GORD: Three decades of progress and disappointments. United European Gastroenterol J 2013; 1: 140-150.

Knowles CH, Aziz Q. Basic and clinical aspects of gastrointestinal pain. Pain 2009; 141: 191-209.

Kwiatek MA, Mirza F, Kahrilas PJ, et al. Hyperdynamic upper esophageal sphincter pressure: a manometric observation in patients reporting globus sensation. Am J Gastroenterol 2009; 104: 289-298.

Sarkar S, Thompson DG, Woolf CJ, et al. Patients with chest pain and occult gastroesophageal reflux demonstrate visceral pain hypersensitivity which may be partially responsive to acid suppression. Am J Gastroenterol 2004; 99: 1998-2006.

Savarino E, Marabotto E, Zentilin P, et al. The added value of impedance-pH monitoring to Rome III criteria in distinguishing functional heartburn from non-erosive reflux disease. Dig Liver Dis 2011; 43: 542-547.

Savarino E, Zentilin P, Tutuian R, et al. Impedance-pH reflux patterns can differentiate non-erosive reflux disease from functional heartburn patients. J Gastroenterol 2012; 47: 159-168.

Sifrim D, Zerbib F. Diagnosis and management of patients with reflux symptoms refractory to proton pump inhibitors. Gut 2012; 61: 1340-1354.

6. 功能性胃十二指肠疾病

Greg Rubin，MBBS，FRCGP

引言

本章着重介绍功能性胃十二指肠疾病，其中最常见的是功能性消化不良（functional dyspepsia，FD）。目前认为烧心主要是食管源性症状，会在其他章节介绍。其他三种相对不常见的胃十二指肠疾病：嗳气症、恶心和呕吐症及反刍，也在本章讨论。

功能性消化不良

功能性消化不良（functional dyspepsia，FD）是一种严重危害健康的慢性疾病，其特点是具有 4 项主要症状中的 1 项或多项：餐后饱胀、早饱感、上腹痛和上腹烧灼感，经过常规临床评估（包括上消化道内镜）无法解释其症状。FD 包括 2 个亚型：餐后不适综合征（postprandial distress syndrome，PDS）和上腹痛综合征（epigastric pain syndrome，EPS），PDS 和 EPS 可重叠。

定义

功能性消化不良的主要症状定义如下：

餐后饱胀：餐后食物较长时间存留在胃内的不舒服感。

早饱感：进食后很快感觉胃内饱胀不适，与进餐量不成比例，以致不能完成正常餐量。

上腹痛：上腹部主观、强烈和不舒服的疼痛。

上腹烧灼感：上腹部灼热不舒服的主观感觉。

PDS 特点是进餐诱发症状；而 EPS 指上腹痛或上腹烧灼感，不仅发生在餐后，也可发生在空腹，可能进餐后改善。一般来说，应当使用"功能性消化不良"这一广义术语。PDS 特点是餐后饱胀和（或）早饱感，近 3 个月症状出现至少每周 3 日，诊断前症状出现至少 6 个月。支持条件包括餐后上腹痛、上腹胀、嗳气和恶心（详见 30 页，表 1，B1a）。EPS 特点是上腹痛和（或）上腹烧灼感，近 3 个月症状出现至少每周 1 日，诊断前症状出现至少 6 个月。支持条件包括上腹胀气、嗳气和恶心（详见 30 页，表 1，B1b）。在所有情况下，症状都应该是"令人不适的",也就是十分不适以致影响日常活动。呕吐在 PDS 和 EPS 中均不常见,临床医生应该慎重诊断。FD 可与其他功能性疾病并存。尤其是重叠 GERD 症状(烧心)和 IBS 症状(与排便相关的腹痛,腹泻和(或)便秘)。

功能性消化不良的罗马Ⅳ诊断标准:请详见附录。

流行病学

FD 的人群患病率为 10%～20%。不同国家之间患病率的差异可能部分源于症状描述的区别,部分源于消化不良定义的区别及不同研究纳入标准的区别。3 项人群研究描述了两种亚型的相对患病率,结果是 PDS 更常见。这部分的临床相关性将在本章后面部分涉及。在大部分研究中,两种亚型也是重叠的。

FD 的危险因素有时是相互矛盾的,但女性和年龄的增长与 FD 相关性一致,而酒精不是 FD 的危险因素。FD 与 GERD 症状重叠比预期更常见。在一项人群研究中发现,34%的 FD 患者与 GERD 重叠。IBS、NERD 与 FD 的重叠也很常见,并且随着时间的推移,患者的症状可从一个转换至另一个。FD 与 IBS 重叠程度波动在 1.6%～49%的较大范围内,反映出疾病定义、研究人群抽样和文化背景的不同。

FD 导致高昂的医疗和社会成本,包括非处方和处方药的使用,其他医疗成本包括胃镜检查,以及因工作时间减少导致的社会成本。一项人群研究发现,60%的 FD 患者曾咨询过医生。1/3 的患者曾行胃镜检查,12%的患者在过去一年中请过病假。

病理生理

目前已经提出很多机制用于解释功能性消化不良(图 6-1)。

约 1/3 的 FD 患者胃排空延迟,但是与症状之间的相关性不强,因为健康、无症状的成人中也可存在。胃容受性受损与消化不良症状之间的相关性越来越被认可。在部分研究(并非所有)反复证实了 FD 患者胃窦部存留胃内容物及近端胃的储存能力下降,这些与早饱和体重下降相关。

很多 FD 患者存在胃对扩张或酸的高敏感,可能与传入通路上调有关。但其与症状之间的关系并不确定。高敏感可能用于鉴别 PDS 和 EPS 亚型,EPS 患者同时存在空腹和餐后高敏感,而 PDS 患者存在胃顺应性下降。

如果根除幽门螺杆菌(*Helicobacter pylori*,*Hp*)后症状缓解,那么反过来推测 *Hp* 感染是引起 FD 的一个原因。但是考虑到 *Hp* 常导致胃的炎性改变,这部分患者似乎最初不能诊断 FD。

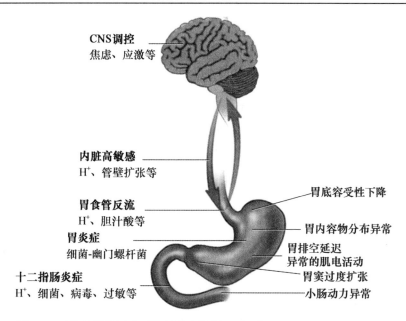

图6-1 功能性消化不良可能的发病机制。H^+=酸

一些研究发现 FD 患者十二指肠嗜酸性粒细胞增多，可能反映某些形式的免疫激活。值得注意的是，在哮喘和过敏性鼻炎患者中消化不良的患病率更高，且在特异性体质患者中十二指肠嗜酸性粒细胞容易被激活。

强有力的证据支持急性感染可诱发症状——这种现象被称为感染后消化不良（postinfection dyspepsia）。细菌性痢疾或沙门菌感染后继发消化不良的 OR 值（比值比）在 2.3~6。

流行病学研究表明，焦虑和抑郁与 FD 相关；且与器质性消化不良患者相比，焦虑和抑郁均更常见。纵向研究表明：焦虑，而不是抑郁，是新发 FGIDs 的预测因子；而在基线有 FGIDs 的受访者，抑郁是随访时新发消化不良的预测因子。总之，焦虑和（或）抑郁参与了 FD 的发病，且反映了脑-肠互动的双向作用。

临床评估

以下评估策略用于之前未经检查的消化不良患者。

1. 评估确认症状来源于上消化道。
2. 评估具有报警征象（不明原因的体重减轻、反复呕吐、进行性吞咽困难、消化道出血）的患者，以排除恶性疾病。
3. 排除服用 NSAIDs 和阿司匹林，以及其他引起消化不良的药物。
4. 存在典型的反流症状时可初步诊断 GERD。
5. 检测并治疗 *Hp* 感染。在 *Hp* 感染率高的地区，这一策略是最划算的，因为随着感染率下降,更可能出现假阳性结果。

6. 在所有老年患者中行上消化道内镜检查,因年龄越大,越有可能患器质性疾病,尤其是恶性肿瘤。本策略的年龄界定范围取决于国家的医疗保险制度。

上消化道内镜及胃十二指肠活检有助于除外器质性疾病如消化性溃疡、肿瘤和炎性疾病,以进一步明确 FD 的诊断。患者在有症状且没有使用抑酸剂的情况下,需进行胃镜检查。不推荐行钡餐检查;类似的,除非怀疑胆道疾病,否则超声检查也没有帮助。

专科医生可能会做胃排空检查。这可能有助于解释症状、预测预后或指导治疗。当然,因为胃排空延迟与症状之间无相关性,该检查在患者日常管理中的价值受质疑,因此不常规推荐。

治疗

鉴于 FD 的本质和定义,罗马Ⅳ委员会对其处理的建议以药物治疗为主,这可能令人感到意外。毫不奇怪,药物治疗的有效性差异很大,而安慰剂反应率很高。

在最近的系统综述和 meta 分析中,与对照组相比,FD 患者根除 *Hp* 后消化不良症状改善的 OR 值是 1.38,NNT=17,且区域间的差异度很低。根除 *Hp* 可能对上腹痛和腹胀症状最有效,但对早饱感症状无效。

质子泵抑制剂(PPIs)应用较多,在一项系统综述中,与安慰剂相比,应用 PPIs 后症状持续的相对风险只有 0.86,NNT=9。总的来说,PPIs 对个体症状的影响不大,可能与假设效应有关,而不是抑酸。EPS 比 PDS 更能从抑酸中获益。

促动力药物可能更加有效,但这是一组异质性药物。近期的一项 meta 分析也存在缺陷,一方面有发表偏倚,另一方面它包含了一种若干年前退市的药物西沙必利。单纯的促动力药如红霉素的疗效不如联合应用促动力药和止吐药如甲氧氯普胺;而在一些无法使用其他抗多巴胺能药物的国家,可以使用依托必利。最新的药物进展包括胃底舒张药物,如坦度螺酮和丁螺环酮对 PDS 有治疗前景。日本一项试验显示新型药物阿考替胺对 PDS 的疗效优于安慰剂,而对 EPS 无效(NNT=6)。阿考替胺已在日本获批用于 FD 的治疗。

抗抑郁药可能对 FD 有治疗价值,然而,更多近期设计良好的研究得到的结果并不一致。最近,美国一项多中心、随机、安慰剂对照试验研究显示,一些胃排空正常的 FD 患者应用阿米替林每日 50mg 治疗后症状改善,而艾司西酞普兰则无效。同样,主要因为研究设计不足,心理治疗的证据也难以令人信服。

嗳气症

定义

嗳气（belching disorders）是一种常见症状，当出现过多嗳气令人不适时应考虑为病态。嗳气分两种类型，胃嗳气和胃上嗳气。以前将嗳气归于吞气症，比罗马Ⅲ分类更不明确，尽管两者存在一定联系。胃上嗳气中，患者从咽部吞入气体至食管，到达胃内之前即迅速排出。与胃嗳气相反，胃上嗳气不伴随一过性下食管括约肌松弛（transient relaxation of the lower esophageal sphincter，TLESR）。嗳气也见于其他功能性疾病，尤其是 GERD。GERD 患者吞入气体更频繁，结果造成更多胃嗳气。

嗳气症的罗马Ⅳ诊断标准，请详见附录。

流行病学

过度嗳气的流行病学尚未明确，据报道过度胃上嗳气患者生活质量下降。

病理生理

随着正常情况下每咽下一口食团，或摄入碳酸饮料，所咽下的气体会聚集在近端胃。嗳气是一种生理现象，是为了保护胃免受过度扩张的影响。高分辨压力测定已经明确显示每种类型嗳气的不同阶段食管下括约肌（LES）和食管上括约肌（UES）是如何松弛的。

临床评估

过度胃上嗳气的患者焦虑症患病率高。这些患者在说话或分散注意力及睡眠时可终止嗳气。强迫症和暴食症的患者也可有过度嗳气的表现。虽然观察吞咽空气有助于诊断，但其诊断仍基于详细的病史。

治疗

胃上嗳气的治疗主要是向患者解释并使患者放心，生物反馈治疗在一些小规模的研究中显示部分有效。膈肌呼吸训练可能有效。一项研究显示巴氯芬可能通过中枢机制改善症状。任何相关精神问题的治疗都很重要。

胃嗳气患者需细嚼慢咽，并避免饮用碳酸饮料。演讲疗法减少气体吞咽可能有效，一项开放性研究报道巴氯芬能减少嗳气事件。

恶心和呕吐症

定义

恶心是一种迫切要呕吐的感觉，呕吐是胃或肠内容物经口有力排出。后者需与反流和反刍鉴别。除了更为间歇性的周期性呕吐综合征（cyclical vomiting syndrome，CVS）和与大麻素使用相关的大麻素剧吐综合征（cannabinoid hyperemesis syndrome，CHS）之外，罗马Ⅳ描述了慢性恶心呕吐综合征（chronic nausea vomiting syndrome，CNVS）。

功能性恶心和呕吐症的罗马Ⅳ诊断标准，请详见附录。

流行病学

CNVS 的流行病学尚不明确。CVS 发病通常在 30~40 岁，男性患病率高于女性。诱发因素包括月经周期、妊娠、应激、感染和一些药物。慢性吸食大麻（每日 3~5 次）超过 2 年可导致类似于 CVS 的综合征即 CHS，而 1/3 有 CVS 症状的患者吸食大麻。

病理生理

CNVS 或 CVS 中没有一致的生理学特征。然而近 1/3 的糖尿病胃轻瘫患者的症状符合这些综合征。焦虑、抑郁在成年 CVS 患者中更加常见。与恶心和呕吐综合征容易混淆的其他情况包括偏头痛、某些线粒体病、食物过敏和颅内肿瘤。

临床评估

鉴别功能性恶心或呕吐综合征主要依靠症状随时间的变化。CVS 特点是每年发作 10~20 次的剧烈呕吐（多达 30 次/日），每次持续 1 周或更久，前驱期经历一段时间的面色苍白和恶心。CHS 患者经历相似的阶段，在剧吐时用热水泡澡或淋浴能缓解症状。

诊断性检查的目的是排除其他可能导致症状的原因，因此诊断取决于临床表现。影像学检查或上消化道内镜对于排除胃肠道器质性病变和颅内病变是必要的。生化和甲状腺功能检查可帮助排除艾迪生（Addison）病或甲状腺功能低下。对于症状较重且持续的患者可能需要转诊至专科评估。

治疗

几类具有止吐作用的药物可用于治疗 CNVS，包括组胺 H_1 受体拮抗剂（异丙嗪）和 5-羟色胺 3（5-HT_3）受体拮抗剂（昂丹司琼）。在一项研究中，大部分患者应用三环类抗抑郁药后症状得到中等程度以上的改善。三环类抗抑郁药能有效预防 CVS，而无效的患者可考虑应用抗惊厥的药物如卡马西平和苯妥英钠，以及唑尼沙胺和 β 受体阻滞剂。5-HT_3 受体拮抗剂对 CVS 急性发作的治疗效果最好，普鲁氯嗪、氟哌啶醇和甲氧氯普胺也可能有一定效果。症状严重的患者需要住院和液体补充治疗。停止使用大麻能够治疗 CHS，但是对于不愿意停止用药的患者可以使用三环类抗抑郁药。

反刍综合征

定义和流行病学

反刍综合征（rumination syndrome）是指将刚咽下的食物反复、不费力地反入口腔，再咀嚼、再咽下或吐出。患者可能被误诊为 GERD 或不能解释的"呕吐"。反刍综合征在不同性别、年龄均有发生。

反刍综合征的罗马Ⅳ诊断标准，请详见附录。

病理生理

反刍初始腹壁肌肉随意性收缩使胃内压升高，同时将胃内容物运送至食管腔内。其可能的机制是同步 LES 松弛或习得的主动松弛膈肌脚，使胃内压力升高超过 LES 屏障的压力。动态 pH 监测显示存在餐后第 1 小时 pH 快速波动，与反流和再吞咽食物有关。但是，上胃肠动力功能评估的意义不确定。部分患者症状发作与应激性生活事件有关，反刍与暴食症也相关。

临床评估

反刍的典型特征包括：刚开始进餐后很快发生；发作持续 1~2h，反出的食物通常没有令人不悦的味道；食物反出时毫不费力，反刍前无干呕或恶心症状；患者有意识地决定是否将反出物吐出或咽下。最后一条和呕吐相反，呕吐发作时不会有意将呕吐物存留在口腔。患者可能存在体重下降。

治疗

行为改变是主要治疗方式，可用膈肌呼吸方法对抗反流，该方法对近 2/3 的患者有效。Nissen 胃底折叠术能够帮助行为治疗无效的患者。

> **总　结**
>
> - 功能性消化不良很常见，其特点是餐后饱胀、早饱感、上腹痛或上腹烧灼感，症状出现至少 3 个月且诊断前症状出现至少 6 个月。
> - 当通过常规临床评估包括上消化道内镜仍不能解释患者症状时，可诊断功能性消化不良。
> - 根除 Hp、质子泵抑制剂和促动力剂均有治疗作用，尽管作用有限（NNT= 6～17）。
> - 三环类抗抑郁药和止吐药对恶心和呕吐症有作用。
> - 行为改变是反刍综合征的主要治疗方式。

（陆　佳　译，张晟瑜　校）

参 考 文 献

Blondeau K, Boecxstaens V, Rommel N, et al. Baclofen improves symptoms and reduces postprandial flow events in patients with rumination and supra-gastric belching. Clin Gastroenterol Hepatol 2012; 10: 379-384.

Chitkara DK, Bredenoord AJ, Rucker MJ, et al. Aerophagia in adults: a comparison with functional dyspepsia. Aliment Pharmacol Ther 2005; 22: 855-858.

Di Stefano M, Miceli E, Tana P, et al. Fasting and postprandial gastric sensorimotor activity in functional dyspepsia: postprandial distress vs. epigastric pain syndrome. Am J Gastroenterol 2014; 109: 1631-1639.

Fan XP, Wang L, Zhu Q, et al. Sonographic evaluation of proximal gastric accommodation in patients with functional dyspepsia. World J Gastroenterol 2013; 19: 4774-4780.

Huang X, Lv B, Zhang S, et al. Itopride therapy for functional dyspepsia: a meta-analysis. World J Gastroenterol 2012; 18: 7371-7377.

Koloski NA, Jones M, Kalantar J, et al. The brain-gut pathway in functional gastrointestinal disorders is bidirectional: a 12 year prospective population-based study. Gut 2012; 61: 1284-1290.

Lee LY, Abbott L, Mahlangu B, et al. The management of cyclical vomiting syndrome: a systematic review. Eur J Gastroenterol Hepatol 2012: 24: 1001-1006.

Maganti K, Onyemere K, Jones MP. Oral erythromycin and symptomatic relief of gastroparesis: a systematic review. Am J Gastroenterol 2003; 98: 259-263.

Mahadeva S, Goh KL. Epidemiology of functional dyspepsia: a global perspective. World J Gastroenterol 2006; 12: 2661-2666.

Matsueda K, Hongo M, Tack J, Saito Y, Kato H. A placebo-controlled trial of acotiamide for meal-related symptoms of functional dyspepsia. Gut 2012; 61: 821-828.

Moayyedi P, Belanery BC, Vakil N, et al. The efficacy of proton pump inhibitors in non-ulcer dyspepsia: a systematic review and economic analysis. Gastroenterology 2004; 127: 1329-1337.

Moayyedi P, Soo S, Deeks J, et al. Eradication of *Helicobacter pylori* for non-ulcer dyspepsia. Cochrane Database Sys Rev 2006: CD002096.

Piessevaux H, de Winter B, Louis E, et al. Dyspeptic symptoms in the general population: a factor and cluster analysis of symptom groupings. Neurogastroenterol Motil 2009; 21: 378-388.

Powell N, Huntley B, Beech T, et al. Upper gastrointestinal symptoms and asthma: a manifestation of allergy? Gut 2008; 57: 1026-1027.

Soo S, Moayyedi P, Deeks J, et al. Psychological treatments for non-ulcer dyspepsia. Cochrane Database Sys Rev 2005: C002301.

Tack J, Blondeau K, Boecxstaens V, et al. Review article: the pathophysiology, differential diagnosis and management of rumination syndrome. Aliment Pharmacol Ther 2011; 33: 782-788.

Tack J, Talley NJ. Functional dyspepsia-symptoms, definitions and validity of the Rome III criteria. Nat Rev Gastroenterol Hepatol 2013; 10: 134-141.

Talley NJ, Locke GR, Saito YA, et al. Effect of amitriptyline and escitalopram on functional dyspepsia: a multicenter, randomized controlled study. Gastroenterology 2015; 149 (2) : 340-349.e2. doi: 10.1053/j.gastro.2015.04.020.

Tornblom H, Holmvall P, Svenungsson B, et al. Gastrointestinal symptoms after infectious diarrhea: a five-year follow-up in a Swedish cohort of adults. Clin Gastrenterol Hepatol 2007; 5: 461-464.

7. 功能性肠病

肠易激综合征和功能性便秘

Niek de Wit，MD，PhD

引言：基层医院中的功能性肠病

基层医院中因胃肠道症状来就诊的患者很常见，占所有医疗咨询者的 1/10，其中 60%是因为下消化道症状就诊。大部分患者是因病程短且预后好的疾病就诊，如胃肠道感染。

对于持续存在的肠道问题，大部分患者通过诊断性检查，可除外器质性疾病。在普通规模的基层医院中，每年只能诊断数例炎性肠病（inflammatory bowel disease，IBD）和结肠癌。因此基层医院的主要挑战是功能性肠病（functional bowel disease，FBD）的优化管理。

基层医院的主要策略是基于患者特征、病史采集、体格检查和有限的非侵入性检查建立风险评估。在风险管理策略中，基层医院医生（primary care providers，PCPs）需要识别那些罹患器质性疾病高风险的患者，同时正确管理绝大多数 FBD 患者。

基层医院管理 FBD 患者的一些特色与专科机构不同。与专科医生相反，基层医院医生与患者之间往往保持长期的联系，因此更了解患者的病史、就诊行为和社会心理背景。这种关系有助于基层医院医生更准确地解释患者症状的影响并进行个体化的管理。

基层医院患者的典型表现是症状谱广，涉及所有器官系统。大部分患者的预后良好，症状往往自发缓解，不需要诊断和治疗干预。但是，基层医院医生需要警惕小部分可能存在器质性疾病的患者。因此，基层医院管理的定位是症状管理而非疾病管理，同时要基于风险评估。基层医院医生的任务是识别那些罹患器质性疾病（如癌症）高风险的患者，同时尽量避免对良性症状患者进行过度医疗。

功能性胃肠病（FGIDs）在基层医院中非常多见，不仅仅局限于胃肠道，而且涉及所有的器官系统。大多数患者有头痛、乏力、后背或盆腔疼痛及头晕，这些往往有功能性疾病背景。功能性症候群往往重叠，而且在基层医院中，患者的症状往往从一个集群转移到另一个集群。

与所有的 FGIDs 类似，FBD 的合理治疗需要综合性的方案，所以患者的躯体症状应该放在心理社会背景下来解读。不合理的疾病认知、焦虑及不正确的应对方式在症状持续中起重要作用。尤其是需要解决对躯体疾病的恐惧。这可以在基于信任和专业的可靠医患关系的背景下得以促进。有时需要进一步的检查（如内镜）来消除这些恐惧，尽管严格意义上讲，可能没有指征做这些检查。

功能性肠病在基层医院中的内容是什么

最常见的下消化道症状是腹泻、便秘和腹痛。肠易激综合征（IBS）和功能性便秘是最常见的 FBD，其症状可互相重叠或随时间转换。严格按照诊断标准不符合基层医院的实际情况，且对改善治疗结果并不是必需的。

在基层医院中，对每个存在功能性肠道症状的患者均进行大量的诊断性检查是不必要的，并且从经济学观点上也是不合理的。多数情况下，符合 FGIDs 临床特点的有下消化道症状的患者只需要进行有限的非侵入性检查来排除器质性肠道疾病（organic bowel disease，OBD）。基层医院中 FBD 患者的初期管理常基于排除 OBD、启动有效的沟通、提供信息及正确的症状控制，而长期管理基于合理的疾病认知和应对能力的改善。

功能性肠病：定义和概念框架

FBD 是指症状源于中、下消化道的一组慢性胃肠道疾病，主要症状包括腹痛、腹胀、腹部膨胀和排便习惯异常（包括便秘、腹泻或便秘腹泻交替）。根据罗马Ⅳ定义，FBD 可分为 5 种不同类型：肠易激综合征（irritable bowel syndrome，IBS）；功能性便秘（functional constipation，FC）；功能性腹泻（functional diarrhea，FDr）；功能性腹胀/腹部膨胀（functional abdominal bloating/distension，FAB/D）；非特异性功能性肠病（unspecified FBD，U-FBD）。虽然被分为不同的疾病，但仍有明显的重叠现象，甚至在某些情况下难以进行明确区分。在基层医院中尤其如此，患者往往存在非特异性、重叠的症候群，这些症状经常随时间转变。

从概念上来说，FBD（图 7-1）是一组病理生理疾病谱，它们常互相重叠，其特点是不同患者的症状表达数量、强度及严重程度之间存在个体差异。

在目前框架下，进行研究时需对亚组分类进行严格定义，但在临床实践中这些亚组并非必须明确区分。IBS 便秘型（IBS with predominant constipation，IBS-C）和 FC 存在重叠，区别在于腹痛的存在和影响：IBS-C 患者腹痛是主要症状，而 FC 患者往往没有腹痛或是次要症状。腹泻相关的腹痛与之相似：IBS-D 患者腹痛是主要的而腹泻是次要的，FDr 患者腹痛轻微而腹泻是主要症状。

临床试验中纳入患者需严格符合诊断标准，而临床实践中初始诊断主要基于患者对症状的描述和医生对症状的解读。

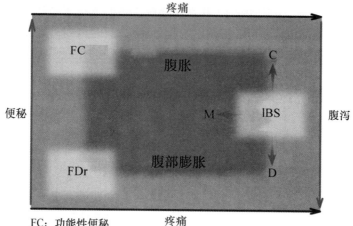

图 7-1 解释功能性肠病的概念框图。将功能性肠病（functional bowel disorders, FBDs）分为 5 种不同类型：肠易激综合征（irritable bowel syndrome, IBS）、功能性便秘（functional constipation, FC）、功能性腹泻（functional diarrhea, FDr）；功能性腹胀/腹部膨胀（functional bloating/distension, FAB/D）、非特异性功能性肠病（unspecified FBD, U-FBD）。虽然通常认为它们是彼此独立、不连续的疾病，但认识了解到这些疾病间存在着显著的重叠具有非常重要的意义。实际上这些类型应看作是连续存在的疾病谱，而不是无关联的疾病。图中说明 IBS 患者（图示的右侧）有腹痛症状，相反，FC 或 FDr 患者没有腹痛症状；FC 患者（左上角）极少有或没有腹痛，而 IBS-C 患者（右上角）同时有腹痛和便秘症状。但是如文中所述，这两种类型相互重叠，随着时间推移患者可能从一种类型（如 FC）转换为另一种类型[如 IBS 便秘型（IBS-C）]。腹胀和腹部膨胀是任何一种 FBD 患者常有的症状，而不是 IBS 独有的症状

功能性腹胀和功能性腹部膨胀常是患者向基层医院医生报告的常见症状群中的一部分，而在基层医院中 FAB/D 极少被视为单独的腹部综合征。

功能性肠病：病因和解释

FBD 病因多样，病理生理机制复杂（图 7-2）。尽管这种复杂性可能是通用的，适用于所有的 FGIDs，但目前对于 FBD 背景和病因的认识大部分来源于 IBS 的研究。

一些因素增加了 IBS 的易感性，而一些因素与症状产生和加重有关。目前一致认为这些因素与脑-肠轴调节紊乱相关，导致不同的病理生理机制，促使了 IBS 症状的产生。增加 IBS 发病风险的因素包括遗传、环境（如负性生活事件）和社会心理因素。诱发 IBS 症状产生或加重的因素包括胃肠炎、食物不耐受、慢性应激和既往腹部手术史。病理生理机制包括但不局限于胃肠动力改变、内脏高敏感、

肠道通透性增加、免疫激活和肠道微生态紊乱。

家族史和环境因素在 IBS 流行病学中起重要作用。IBS 患者的亲属更容易报告 IBS 症状。一级亲属患 IBS 的风险增加 1 倍，配偶增加 50%的风险，说明环境因素在 IBS 发生中起作用。

心理因素与 IBS 直接相关，尤其是寻求治疗的患者；心理因素也影响预后。无论就医的状态如何，IBS 更容易与精神疾病共病，如焦虑和抑郁，IBS 也与心理因素如情感脆弱相关。研究发现重要生活事件和负性事件（如性虐待）增加 IBS 的患病风险，可能是通过增加内脏敏感性、肠道黏膜通透性、结肠动力和对应激的反应性。

饮食因素在很多 IBS 患者中也起重要作用。尽管 IBS 患者的饮食组成和健康对照没有区别，他们却经常报告在摄入某些食物成分后症状加重。最常引起症状的食物是洋葱（35%），其次是牛奶（32%）和小麦（30%）。虽然 IBS 患者常认为他们是对一些食物过敏，但是并没有科学依据表明 IgE 或 IgG 介导的过敏在 IBS 患者中更普遍。

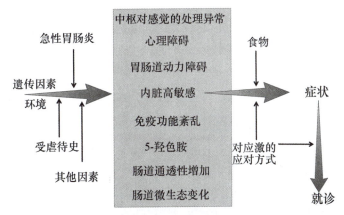

图 7-2 IBS 病理生理假说。IBS 的确切病理生理机制仍不明确，患者之间可能也并不相同。一些患者存在发生 IBS 的遗传易感性，童年早期的环境因素（如腹痛发作的正性强化作用）也可能起到一定作用。其他患者发生的 IBS 是继发于胃肠道受累，可能为感染、创伤或应激。这些事件可能从很多方面改变正常的生理机能（中间方框）；食物、应对能力不佳、药物和应激可能会进一步加剧已经紊乱的生理机能并导致症状产生。患者是否就诊取决于症状程度、应对症状的能力和其他因素（如就诊的途径、保险、恐惧与担忧）

肠易激综合征

流行病学

不同国家之间，由于调查人群、IBS 的定义标准、调查方法的不同，IBS 的患病率和发病率随之不同。在一篇纳入了 80 项研究总共 260 960 例受调查者的 meta 分析中，IBS 患病率为 11.2%（95% CI，9.8%～12.8%）。两项长达 10～12 年的纵向人口研究发现：人群中发生 IBS 症状的比例分别为 15%和 16.2%。女性患病率高于男性；年轻人群比 50 岁以上人群更易受疾病影响。尚缺乏充分的研究数据来评价社会经济状况对 IBS 症状发展的影响。虽然患者就诊率差异较大，但 25%～35%存在 IBS 症状的患者会咨询基层医院医生。是否就诊取决于症状严重程度、疾病认知和应对方式。IBS 是一种慢性疾病，纵向人群研究显示 32%～68%的 IBS 患者在长达 12 年的随访期内症状持续存在。

诊断标准

从临床基层诊疗角度上来看，IBS 是一种 FBD，特点为与排便相关的反复发作的腹痛。排便习惯改变，如便秘、腹泻或便秘腹泻交替，是典型症状，也会存在腹胀和腹部膨胀。

IBS 的罗马Ⅳ诊断标准，请参考附录。

效度研究显示 IBS 的诊断标准（如 Manning 和罗马Ⅲ）之间存在重叠，而在基层医院中临床诊断是次要的。这提示对基层医院医生而言，除了符合诊断标准的患者，IBS 代表了更广泛的人群；腹痛和排便习惯改变可能是核心症状。

根据主要排便习惯将 IBS 分为 3 个主要亚型：IBS 便秘型（irritable bowel syndrome with predominant constipation，IBS-C）、IBS 腹泻型（irritable bowel syndrome with predominant diarrhea，IBS-D）和 IBS 混合型（irritable bowel syndrome with mixed bowel habits，IBS-M）。粪便性状可用 Bristol 粪便性状量表（Bristol stool form scale）进行评估（图 7-3）。IBS 亚型可帮助基层医院医生指导治疗。

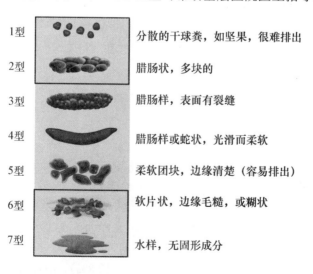

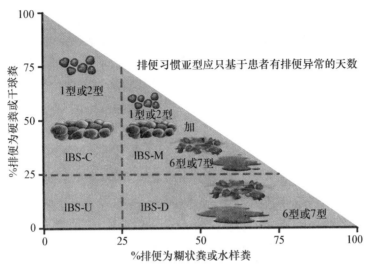

图 7-3 Bristol 粪便性状量表
Lewis SJ, Heaton KW. Stool form scale as a useful guide to intestinal transit time. Scand J Gastroenterol, 1997, 32: 920-924.
Heaton KW, O'Donnell LJ. An office guide to whole-gut transit time.Patients' recollection of their stoolform. J ClinGastroenterol, 1994, 19: 28-30.

病史采集和体格检查

病史采集首先应针对患者报告的下消化道症状：粪便类型、频率、腹痛的影响和排便模式。排便模式的改变需与每个人自身正常的排便模式相比较，因为不同患者报告的"正常"的排便频率和粪便性状本身就不同。其他的腹部症状包括胀气、上消化道症状和腹部膨胀。此时询问患者对症状的感知及症状对个人、社会和职业生涯的影响也很重要。尽管大部分有报警症状的患者并不是恶性肿瘤或炎性肠病（IBD），但确认不是以上疾病可降低漏诊 OBD 的风险。因此，询问报警征象是合理的，包括非人为的体重下降（3 个月内大于 10%）、不是由痔疮或肛裂引起的便血、夜间腹泻、发热及结直肠癌、息肉病、IBD 或乳糜泻的家族史。

除了这些主要症状，IBS 患者也经常出现其他胃肠道症状和非胃肠道症状。这些伴随症状，尤其是涉及其他功能性疾病的症状如消化不良、头痛、乏力、无法解释的肌肉关节疼痛或性交障碍，可能更支持 IBS 诊断。

怀疑 IBS 的患者应采集饮食史，回顾与 IBS 症状和食物成分相关的排便习惯改变，必要时需借助于日记的帮助。要特别关注乳制品、小麦、咖啡因、水果、蔬菜、果汁和含糖软饮料及口香糖的摄入，因为这些食物可能加剧 IBS 的症状。

应进行简要的社会心理方面的回顾，评估心理因素、重要生活事件和是否存在精神疾病。一些可行的检查，包括医院焦虑和抑郁量表、SCL-90 和 PHQ 躯体化评分可能有帮助。

体格检查的目的在于安抚患者并排除器质性疾病。全面的腹部检查应包括视诊和直肠指诊（以排除痔疮、肛裂和直肠肿物，并且评估肛门括约肌的力量）。

诊断流程

在基层医院中 IBS 是一种基于症状来明确诊断的疾病，诊断性检查常用于排除器质性疾病。常包括简单的检查，如 C 反应蛋白、全血细胞计数、甲状腺功能和用以排除乳糜泻的血清学检查。粪便钙卫蛋白（calprotectin）因被证明是 IBD 的有效标志物，有助于鉴别 IBS 与 IBD。粪便分析（如细菌、虫卵和寄生虫）对以腹泻为主要症状的患者有意义，特别是在感染性腹泻流行的发展中国家旅行后出现的腹泻。

结肠镜检查的主要指征包括：首次发病时年龄较大（50 岁及以上）、存在报警症状，结直肠癌家族高风险（一位一级亲属在年龄小于 50 岁时患结直肠癌，或两位或以上一级或二级亲属在 50～70 岁时患结直肠癌）。对持续水样泻的患者，应考虑转诊至专科医生，因为可能需要进行更多复杂的诊断试验如活体组织检查、膳食分析和呼气试验以除外显微镜下结肠炎（主要发生于 50 岁以上的女性）、胆汁酸吸收不良和碳水化合物吸收不良。

临床评估

IBS 不是一种排除性诊断，基层医院医生应根据症状和罗马Ⅳ标准做出明确诊断。正确的诊断过程需要常识判断、医生的周全考虑、有指征地进行诊断检查和密切的随访（图 7-4）。尽管详细的病史询问和诊断标准的应用并非绝对可靠，但是研究显示基层医院医生临床拟诊的 IBS 很可能是正确的。因为一些疾病的症状表现类似于 IBS（如 IBD、乳糜泻、乳糖不耐受），需要有限的检查进行鉴别。当选择额外的检查时，临床医生需要考虑所怀疑疾病的可能性有多大，即这种疾病在有症状患者中的患病率。

对于大部分患者，当患者符合 IBS 诊断标准且无报警征象时，无须进行诊断性检查。对症状持续的患者进行常规随访及有目标的诊断检查，是一种经济实用的方案，可能更能安慰患者。

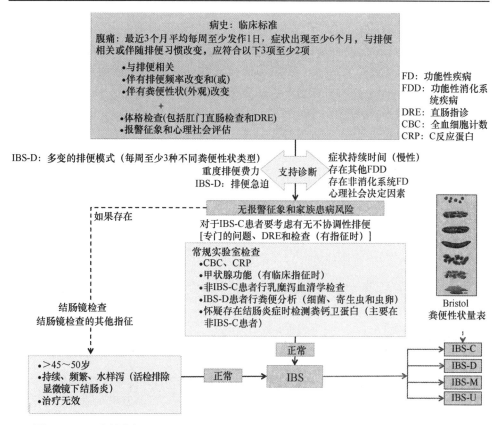

图 7-4　IBS 诊断流程

治疗

IBS 患者症状（如消化系统和非消化系统症状）的类型和严重程度及相关的社会心理问题的本质决定了进一步治疗策略。为了减轻患者对严重疾病的心理负担，基层医院医生应该评估 IBS 症状对患者生活质量和日常活动的影响，而这些需要考虑患者的性格、近期生活应激、焦虑和抑郁情况。患者对 IBS 症状的反应可能比症状本身更重要。心理因素可能改变对症状的感知，导致反复就诊、不合理和有创的检查甚至不必要的手术。任何有效治疗的基础是融洽的医患关系。

很多人推荐 IBS 患者补充膳食纤维，但是只有可溶性纤维如欧车前或卵叶车前果壳有支持证据。真正的乳糜泻并不常见，北欧血统人群中的发病率小于 1%，尽管许多 IBS 患者不符合乳糜泻诊断标准，但可从去麦胶饮食（gluten-free diet，GFD）中获益。越来越多的证据表明限制果糖和果聚糖的饮食（FODMAP 饮食）能够减少体内发酵，明显改善部分 IBS 患者的症状。去麦胶饮食也有一些低 FODMAP 饮食的特点。

药物治疗广泛用于减轻 IBS 患者的症状，但是其有效性往往令人失望，而且有明显的安慰剂效应。解痉药（如抗胆碱能药和肠溶薄荷油）可以减少消化道收缩，常用于减轻 IBS 患者的腹痛症状。考虑到 meta 分析中需要治疗的人数（number needed to treat，NNT）是 5，解痉药的有效性往往有限。缓泻剂如聚乙二醇（polyethylene glycol，PEG）在 IBS-C 患者中应用较多，因其容易获得、廉价、安全性好，可以改善排便频率、粪便性状和腹痛。洛哌丁胺（loperamide）可用于减轻 IBS-D 患者的排便急迫感和排便频率。抗抑郁药，尤其是三环类抗抑郁药（tricyclic antidepressant agents，TCAs）如阿米替林对 IBS 可能有效，选择性 5-HT 再摄取抑制剂（selective serotonin reuptake inhibitors，SSRIs）的数据也支持对 IBS 有效。促动力药如 5-HT$_4$ 受体激动剂或抑制动力药物如 5-HT$_3$ 受体拮抗剂分别对 IBS-C 和 IBS-D 患者有效，一些针对特定症状的益生菌治疗也有效。

心理干预，如认知行为治疗（CBT）和催眠疗法，对大多数 IBS 患者持续有效，并且独立于治疗实施的方法——即通过护士还是心理医生、通过个体治疗还是群体治疗，抑或通过就诊咨询还是基于网络。在很多国家，这些方法在基层医院中的可行性是主要问题。

功能性便秘

定义和流行病学

功能性便秘（functional constipation，FC）是一种 FBD，主要表现为排便困难、排便次数减少或排便不尽感。尽管 FC 患者不符合 IBS 的诊断标准，但可能存在腹痛或腹胀，而这些不是主要症状。需要注意 FC 患者和 IBS-C 患者都属功能性因素引起的便秘，可认为它们属于一个连续的疾病谱。

精确地评估便秘的患病率比较困难，因为患者对症状的感知有一定主观性，受社会风俗和个人习惯的影响，与排便频率相关性差。成人慢性便秘的平均患病率约为 14%，在不同年龄组、不同国家，其患病率为 1.9%～40.1%。最常报道的症状是排便费力、干硬粪、腹部不适、腹胀、排便次数减少和排便不尽感。FC 的主要相关因素包括女性、年龄增长和社会经济地位低。

功能性便秘的罗马Ⅳ诊断标准，请参考附录。

背景

慢性便秘可分为 3 种类型：正常传输型便秘、慢传输型便秘和排便障碍型便秘或直肠排出障碍。尽管与健康对照相比结肠内容物的传输较慢，但相当一部分严重便秘的患者结肠传输是正常的。平滑肌和神经系统功能障碍可能导致严重便秘。尽管没有与便秘相关的特定心理特征或人格，但人格、应激和早期如厕训练可能会影响便秘症状的报告、粪便排出和肠道动力障碍。严重便秘而肠道传输正常的患者常心理应激多，并可能对自己的排便频率产生不正确的认识。如厕训练开始于幼年时期，便秘行为可以从早年生活中学习而来。

病史和体格检查

明确患者在报告便秘症状时到底是指什么，这一点很重要。详细的病史应包括症状持续时间和排便频率，以及相关的症状如腹部不适和腹部膨胀。病史中还应该包括粪便性状、粪便粗细和排便费力的程度。应询问清楚存在的报警症状或征象，包括非人为的体重下降、直肠出血、粪便粗细的改变、严重的腹痛和结直肠癌家族史。症状长时间存在、保守治疗效果不佳，常提示结直肠的功能紊乱。相反，高龄时新出现的便秘提示可能存在器质性病变。用药评估非常重要，因为很多药物如抗胆碱能药物和阿片能够导致便秘。

一般体格检查应排除主要的中枢神经系统障碍，尤其是脊髓病变。腹部检查要明确有无腹部膨胀、结肠可触到的硬结粪便、炎性或肿瘤性包块等。直肠检查对评估便秘患者非常重要，用以排除肛周疼痛和直肠黏膜病变，同时评估排便肌肉的功能。

如临床怀疑甲状腺功能降低或高钙血症时需检测甲状腺功能和血清钙。结肠镜检查的指征是出现报警症状（如不能解释的直肠失血、贫血或体重减轻），或发病年龄大于 50 岁，尤其是存在结直肠癌家族史时。

临床评估

机械性梗阻、药物和系统性疾病可引起便秘，这些因素引起的继发性便秘应予以排除，尤其是当患者新出现便秘时更应注意。然而，便秘常由结肠或直肠的功能障碍所引起。并非全部患者均需要或适合进行肠道传输时间测定（检查有无慢传输）、肛门直肠压力测定和球囊逼出试验、排粪造影（检查解剖结构异常病因，如肠套叠和直肠前突）和肌电图检查。然而，基层医院药物治疗无效的患者需考虑转诊来区分 FC 亚组，亚组患者可能从替代治疗选择中获益。

治疗

提出可靠的诊断，同时提供健康教育、解除顾虑，是疾病处理的基石。临床医生常推荐其他措施如定时提醒排便、选择如厕条件。生活方式在便秘症状持续中起重要作用。许多便秘患者报告之所以推迟排便是因为没有时间或机会对生理性刺激做出反应。有充分证据表明，教育和行为的改变常可显著改善便秘。饮食习惯是关键因素，高纤维素摄入（至少20～30g/d）、足够的液体摄入及规律锻炼，能够显著降低便秘风险。

下一步是缓泻剂治疗。渗透性泻剂（如乳果糖每日1～2次、每次15～30ml，或聚乙二醇）能够改善轻至中度患者的便秘症状。副作用包括剂量依赖的腹部绞痛（乳果糖）和腹泻（聚乙二醇）。刺激性泻剂（如比沙可啶、匹可硫酸钠和蒽醌衍生物）、利那洛肽和普芦卡必利也是替代的选择。益生菌对FC患者可能有益，但是证据的质量较低，且报道的结果相互矛盾。对于严重的粪便嵌塞患者，灌肠可以用来刺激排便。

罗马Ⅳ分类中其他功能性肠病

罗马Ⅳ分类中其他功能性肠病包括功能性腹泻、功能性腹胀/腹部膨胀、非特异性功能性肠病和阿片相关的便秘。诊断标准详见附录。

总 结

- 功能性肠病是一个疾病谱而不是相互独立的疾病，其有相似的临床表现、病理生理和社会心理特征。
- 肠易激综合征是基层医院中最常见的功能性肠病，占人群的10%～15%。
- 基层医院医生应积极诊断IBS，而不是通过排除进行诊断。
- 功能性肠病的诊断标准可能有助于基层医院的患者识别和疾病管理。
- 基层医院中IBS的诊断主要基于病史，其他的诊断性检查应限于器质性疾病高风险的患者。
- IBS的治疗应该基于足够的患者信息、个体化的生活方式调整和药物治疗，对受IBS影响的患者进行心理干预。

（陆　佳　译，张晟瑜　校）

参 考 文 献

Bijkerk CJ, de Wit NJ, Muris JWM, et al. Soluble or insoluble fibre in irritable bowel syndrome in primary care? Randomised placebo controlled trial. BMJ (Clinical research ed.) 2009; 339: b3154.

Casiday RE, Hungin AP, Cornford CS, et al. Patients' explanatory models for irritable bowel syndrome: symptoms and treatment more important than explaining aetiology. Fam Pract 2009; 26: 40-47.

Casiday RE, Hungin AP, Cornford CS, et al. GPs' explanatory models for irritable bowel syndrome: a mismatch with patient models? Fam Pract 2009; 26: 34-39.

Chang L, Lembo A, Sultan S. American Gastroenterological Association Institute Technical Review on the pharmacological management of irritable bowel syndrome. Gastroenterology 2014; 147:

1149-1172.e2.

Drossman DA, McKee DC, Sandler RS, et al. Psychosocial factors in the irritable bowel syndrome. A multivariate study of patients and nonpatients with irritable bowel syndrome. Gastroenterology 1988; 95: 701-708.

Ford AC, Chey WD, Talley NJ, et al. Yield of diagnostic tests for celiac disease in individuals with symptoms suggestive of irritable bowel syndrome: systematic review and meta-analysis. Arch Intern Med 2009; 169: 651-658.

Ford AC, Quigley EM, Lacy BE, et al. Effect of antidepressants and psychological therapies, including hypnotherapy, in irritable bowel syndrome: systematic review and meta-analysis. Am J Gastroenterol 2014; 109: 1350-1365; quiz 1366.

Halmos EP, Power VA, Shepherd SJ, et al. A diet low in FODMAPs reduces symptoms of irritable bowel syndrome. Gastroenterology 2014; 146: 67-75.e5.

Hungin AP, Mulligan C, Pot B, et al. Systematic review: probiotics in the management of lower gastrointestinal symptoms in clinical practice—an evidence-based international guide. Aliment Pharmacol Ther 2013; 38 (8) : 864-886.

Hungin AP, Molloy-Bland M, Claes R, et al. Systematic review: the perceptions, diagnosis and management of irritable bowel syndrome in primary care—a Rome Foundation Working Team Report. Aliment Pharmacol Ther 2014 Nov; 40 (10) : 1133-1145. doi: 10.1111/apt.12957. Epub 2014 Sep 17.

Kennedy TM, Jones RH, Hungin AP, et al. Irritable bowel syndrome, gastro-oesophageal reflux, and bronchial hyper-responsiveness in the general population. Gut 1998; 43: 770-774.

Kok L, Elias SG, Witteman BJ, et al. Diagnostic accuracy of point-of-care fecal calprotectin and immunochemical occult blood tests for diagnosis of organic bowel disease in primary care: the cost-effectiveness of a decision rule for abdominal complaints in primary care (CEDAR) study. Clin Chem 2012 Jun; 58 (6) : 989-998.

Longstreth GF, Thompson WG, Chey WD, et al. Functional bowel disorders. Gastroenterology 2006; 130: 1480-1491.

Mayer EA. The neurobiology of stress and gastrointestinal disease. Gut 2000; 47: 861-869.

Rubin G, de Wit N, Meineche-Schmidt V, et al. The diagnosis of IBS in primary care: consensus development using nominal group technique. Fam Pract 2006 Dec; 23 (6) : 687-692.

Seifert B, Rubin G, de Wit N, et al. The management of common gastrointestinal disorders in general practice: a survey by the European Society for Primary Care Gastroenterology (ESPCG) in six European countries. Dig Liver Dis 2008 Aug; 40 (8) : 659-666.

Talley NJ, Holtmann G, Agreus L, et al. Gastrointestinal symptoms and subjects cluster into distinct upper and lower groupings in the community: a four nations study. Am J Gastroenterol 2000; 95: 1439-1447.

Vandvik PO, Wilhelmsen I, Ihlebaek C, et al. Comorbidity of irritable bowel syndrome in general practice: a striking feature with clinical implications. Aliment Pharmacol Ther 2004; 20: 1195-1203.

8. 功能性肛门直肠疾病

Bohumil Seifert，MD，PhD

在基层医院中肛门直肠症状很常见，这些症状可能源于多种疾病。本章专门阐述影响肛门直肠结构或功能的肛门直肠疾病。本章并不讨论由于神经系统或全身疾病（如大脑退化导致的异常神经支配、多发性硬化或多系统疾病相关的肛门括约肌异常）引起的肛门直肠症状。排便困难的结构因素，包括直肠黏膜脱垂和直肠前突，也不是本章讨论重点。

一些功能性肛门直肠疾病主要根据症状来定义，其他的则需要结合症状和异常的诊断性检查。大便失禁和功能性肛门直肠疼痛可仅凭临床特征来定义，而功能性排便障碍的诊断则需要根据症状（便秘或 IBS 便秘型）和肛门直肠生理检查。症状报告的可靠性可通过前瞻性肠道症状日记来提高。

在个体患者中器质性和功能性肛门直肠疾病之间的鉴别可能很难，原因如下。

1. 由于在无症状者中也常观察到肛门直肠结构的异常，因此这种结构异常和肛门直肠功能或肠道症状之间的因果关系尚不明确。

2. 适应性行为改变（如通过避免高风险情况或通过应对）可能影响器质性和结构性的异常。

3. 对患者的检查可同时发现结构和功能的改变，其中任何一项改变可能与症状有关，但不能完全解释症状。

本章探讨功能性肛门直肠疾病，已列于 30 页表 1 中 F。

大便失禁

定义

大便失禁（fecal incontinence，FI）是指反复发生不能控制的粪质排出，症状持续至少 3 个月（图 8-1，图 8-2）。在 FI 定义里也包括了内裤上有粪便污渍。应通过仔细问诊，除外分泌清亮黏液的情况。FI 发生在一些导致腹泻的情况下，结直肠储存容量受损和（或）盆底功能减弱（表 8-1），通常是多因素共同作用所致。在经过如厕训练后，一般在 4 岁左右，仍有大便失禁则考虑为异常。

大便失禁的罗马Ⅳ诊断标准，请参考附录。

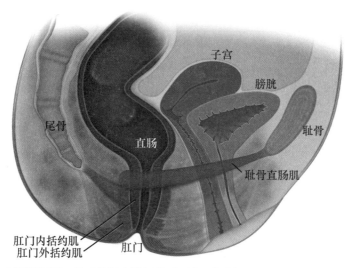

图 8-1 肛门直肠解剖图,显示控便和排便的重要生理机制

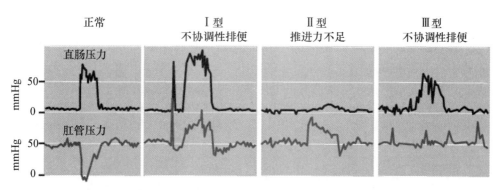

图 8-2 模拟排便时肛门直肠压力图。第 1 列显示正常的压力类型(直肠压力升高同时肛门松弛);第 2 列、第 4 列显示不协调性排便(Ⅰ型和Ⅲ型);第 3 列显示直肠推进力不足(Ⅱ型) Rao SS. Constipation: evaluation and treatment. Gastroenterol Clin N Am 2003; 32: 659-683. 获许引用

表 8-1 大便失禁的常见病因

肛门括约肌薄弱

- 创伤性——产伤、外科手术(如痔疮切除、内括约肌切开术、瘘管切除术)
- 非创伤性——硬皮病、原因不明的内括约肌变性

神经病变

- 外周性(如会阴神经)或全身性(如糖尿病)

盆底功能障碍

- 直肠脱垂、会阴下降综合征

续表

直肠容量受损*
- 炎症状态——放射性直肠炎、克罗恩病、溃疡性结肠炎
- 肛门直肠手术（储袋手术、直肠前切除术）

中枢神经系统病变
- 痴呆、卒中、脑瘤、多发性硬化症、脊髓损伤
- 精神疾病、行为障碍

排便紊乱
- 肠易激综合征、胆囊切除术后腹泻
- 便秘和粪便潴留伴溢出

*这些情况可能也与腹泻相关。

流行病学

FI 患病率随年龄增长而增加。男性的患病率与女性相当或低于女性，但临床实践中大多数 FI 的患者是女性。自 2004 年起，一些大样本研究表明 FI 是一种常见症状，其患病率在社区女性居民中为 7%～15%，在住院患者中为 18%～33%，在养老院内为 50%～70%。相关的心理问题可能包括焦虑和抑郁、缺乏自尊和性关系问题。

病理生理

肛门括约肌无力是大便失禁患者最常出现的问题。原因可能包括括约肌损伤、会阴下降、神经病变或肌病。男性大多是内裤有污渍或弄脏衣物，而不是明显的失禁。

直肠感觉减退可能导致大便失禁，因为直肠充盈感是自主收缩盆底肌以避免失禁的一个警示。直肠感觉减退和直肠顺应性增加使排便急迫感（由此引发便意）的强度减弱，引起粪便潴留。反之，粪便潴留会降低直肠感觉，可能是通过改变直肠张力和肠壁的弹性或影响传入神经通路。

除肛门直肠功能障碍外，控便能力可能也受粪便性状和（或）排便动作（腹泻或便秘）、心智能力和动力下降的影响。

临床评估

虽然 FI 可以造成严重的社会和心理后果，并严重影响生活质量，但许多患者

并不情愿将该症状告诉医生。因此，医生应该向患者询问其是否有大便失禁现象。与患者的交谈应包括评估肠道疾病、大便失禁的严重程度、大便失禁前的便意察觉程度和其他一些诱发 FI 的情况。内裤有污渍（staining）、弄脏衣物（soiling）和漏粪（seepage）可以用来反映 FI 的性质和严重程度。

Bristol 粪便性状量表有助于描绘排便习惯和 FI 的特征。患者常伴有便秘和（或）腹泻。伴有粪便潴留的患者可能偶然排出大量的硬粪，但其大便失禁多表现为不自主地漏出少量液体或糊状粪。了解失禁发生的时间（如餐后、排便、运动或夜间）可为寻找病因和治疗提供线索。夜间大便失禁相对少见，此种情况与胃肠道动力紊乱（如糖尿病或硬皮病）有关。急迫型大便失禁与患者肛管缩榨压降低和（或）缩榨时间缩短或直肠容量减小有关，而被动型大便失禁患者的肛管静息压常降低，且在失禁前便意减弱或无便意。详细的病史应包括肛门直肠手术史、药物治疗和其他因素（如吸烟、肥胖）。

体格检查

根据患者病史指导检查，腹部检查应评估粪便潴留和其他病理情况。伴有神经症状的患者要进行神经系统的检查。视诊可以发现既往手术的瘢痕，或观察到括约肌呈张开状态、肛周沾染粪便或皮炎。直肠检查应在左侧卧位进行，在患者充分放松后进行直肠指诊。在粪便潴留的患者，直肠指诊检查可触及粪便，和（或）发现明显的前括约肌缺损的存在。如果病史提示直肠脱垂或会阴过度下降，则需要在蹲位进行检查。

专科检查

最重要的专科检查包括：①肛门直肠压力测定（anorectal manometry，ARM）以评估肛门内、外括约肌功能和直肠感觉；②肛管内镜评估肛门内、外括约肌结构的完整性；③球囊逼出试验评估患者直肠排泄功能。盆腔磁共振检查能够代替超声内镜用来显示肛门括约肌结构和整个盆底运动。排粪造影是球囊逼出试验的补充或替代检查，用于某些特定患者以识别排便困难的结构性因素，如直肠脱垂或过度的会阴下降、明显的直肠前突或直肠内套叠。神经生理检查有助于显示肛门直肠和盆底肌群的运动和感觉的神经支配异常。其他检查包括会阴神经末梢运动潜伏期（pudendal nerve terminal motor latency，PNTML）、肌电图（EMG）、感觉测试、诱发电位、正电子发射断层显像（PET）和功能性磁共振显像（fMRI）。根据患者症状特点、年龄和结肠癌的其他危险因素，可进行直肠乙状结肠镜或全结肠镜检查。

治疗

FI 的治疗应针对临床表现，同时治疗潜在的基础疾病和因素。治疗主要是通过饮食或药物干预来调整排便习惯。基层医院医生必须了解泻药和其他导致腹泻的药物。抗感染（如贾第鞭毛虫病）治疗和饮食治疗可使粪便性状恢复正常。给予适当剂量的洛哌丁胺（2～4mg，餐前 30min，最大剂量为 16mg/d）可改善粪便性状、增加内括约肌张力，因而减轻大便失禁。大便失禁患者在社交活动之前或外出就餐前服用该药可避免意外尴尬，以增加参与社交活动的自信心。渗透性泻剂（如乳果糖 10g，每日 2 次）、应用栓剂或灌肠、补充纤维素、口服缓泻剂及纠正异常的如厕行为或姿势，对便秘、粪便嵌塞和溢出性大便失禁患者可能有益。

其他治疗失败的患者可尝试周期性直肠清洗。生物反馈治疗能够改善控便能力。外科手术仅适用于经优化的传统治疗仍无效的严重 FI 患者。微创治疗如神经刺激和肛门黏膜下注射已被美国 FDA 批准用于 FI 治疗，在世界范围内越来越广泛地被应用。

功能性肛门直肠疼痛

功能性肛门直肠疼痛（functional anorectal pain）有 3 种形式：痉挛性肛门直肠疼痛（proctalgia fugax）、肛提肌综合征（levatorani syndrome）和非特异性功能性肛门直肠疼痛（unspecified functional anorectal pain）。三者主要的区别在于疼痛发作的持续时间和是否存在肛门直肠触痛。痉挛性肛门直肠疼痛持续时间短，且在发作间期完全缓解。而肛提肌综合征和非特异性功能性肛门直肠疼痛可持续 30min 甚至更长时间。肛提肌综合征和非特异性功能性肛门直肠疼痛的区别在于前者在直肠指诊时盆底牵拉可引起触感或疼痛。

肛提肌综合征

定义

肛提肌综合征（levatorani syndrome）特点是慢性或复发性直肠疼痛或隐痛。疼痛常被表述为模糊的钝痛或直肠内的压迫感，症状在坐位比立位或卧位时更重。体格检查可能发现肛提肌过度收缩，且触痛部位常不对称，其原因尚不清楚。肛提肌收缩时触痛是区别肛提肌综合征和非特异性肛门直肠疼痛的诊断征象。

肛提肌综合征的罗马Ⅳ诊断标准，请参考附录。

流行病学

在一项症状学问卷调查中，非特异性肛门直肠疼痛和肛提肌综合征的患病率分别为 11.6% 和 6.6%，男性和女性之间没有明显差异。因肛门直肠疼痛和肛提肌综合征而就诊的患者仅为 23% 和 29%。然而，肛门直肠疼痛和肛提肌综合征患者在过去 1 年中因此而误工或缺课的天数平均为 12.2 和 17.9，在调查时分别有 8.3% 和 11.5% 的患者因症状太重无法工作或上学。

病理生理

功能性肛门直肠疼痛的病理生理机制尚不明确。有限的证据显示肛提肌综合征和心理障碍有关。尽管临床观察到这类患者的生活质量明显下降，相关的证据却很少。

临床评估

诊断主要基于症状特点和体格检查发现（详见诊断标准）。当触诊耻骨直肠肌时，触痛常主要出现在左侧，按摩该肌肉一般会引起一种特别的不适感。评估常包括乙状结肠镜检查和相应的影像学检查如超声、盆底 CT 或 MRI，以排除其他疾病。

治疗

针对缓解盆底横纹肌张力的治疗被认为是有效的。这些治疗包括电刺激治疗、生物反馈训练、肌肉松弛剂[如美索巴莫（methocarbamol）、地西泮（diazepam）和环苯扎林（cyclobenzaprine）]、手指按摩肛提肌和坐浴。但是，仅有 2 项随机对照试验报道。其中 1 项试验表明，对于肛提肌综合征（特点是直肠指诊时有触痛）的患者，生物反馈治疗非常有效（图 8-3），而电刺激部分有效；然而，生物反馈治疗和电刺激对非特异性肛门直肠疼痛均无效。肛门直肠手术在功能性肛门直肠疼痛患者中并没有作用。

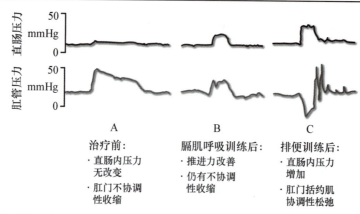

图 8-3　生物反馈治疗对一名不协调性排便患者的疗效，治疗前后对比。A. 显示治疗前基线直肠内压和肛门括约肌压，存在推进力不足和肛门不协调性收缩。B. 在经过膈肌呼吸训练后，患者的排便推进力得到提高，但仍然存在不协调性收缩。C. 显示排便训练后出现协调的松弛：直肠内压升高同时伴肛门括约肌的松弛

Rao SS. Constipation: evaluation and treatment. Gastroenterol Clin N Am 2003; 32: 659-683. 获许引用

痉挛性肛门直肠疼痛

定义

痉挛性肛门直肠疼痛（proctalgia fugax）是指直肠部位突发、剧烈疼痛，持续数秒至数分钟，然后完全缓解。90%的患者疼痛位于直肠。此病发作不频繁，51%的患者典型发作每年少于 5 次。

疼痛性质可为绞痛、啃咬痛、持续性疼痛或刺痛，疼痛程度从不适到无法忍受。接近 50%的患者在症状发作时不得不中断正常的活动，症状发作时可能会使患者夜间痛醒。

痉挛性肛门直肠疼痛的罗马Ⅳ诊断标准，请参考附录。

流行病学

估计患病率为 8%～18%，其中只有 17%的患者向医生报告症状。尚无明确证据表明患病率在不同性别之间存在差异。青春期前罕有症状发作，但已有 7 岁儿童病例报道。

病理生理

一些研究显示平滑肌的异常收缩可能导致疼痛。有 3 项研究报道了遗传性痉

挛性肛门直肠疼痛的家系，发现疾病与肛门内括约肌肥厚相关。痉挛性肛门直肠疼痛的发作常由应激性生活事件或焦虑促发。一项无对照、未设盲的研究显示，大部分患者具有完美主义和焦虑的特点。

临床评估

诊断需建立在上述特征性症状的基础上，并排除肛门直肠和盆底的病理生理学异常。某些泌尿生殖系统异常可能会被误诊为痉挛性肛门直肠疼痛。慢性良性前列腺炎也可能伴随急性发作的直肠疼痛。

治疗

痉挛性肛门直肠疼痛被认为是"无害的、令人不愉快的及不能治愈的"一种病症。对于大多数患者而言，疼痛发作非常短暂，以致来不及对症治疗；且通常疼痛发作不频繁，预防治疗也不可行。由于该病不会对患者造成伤害，治疗通常只需要消除患者疑虑和解释。然而，小部分患者疼痛发作较频繁，可能需要治疗。一项随机对照试验显示，对于肛门直肠疼痛持续≥20min 的患者，吸入沙丁胺醇（β 受体激动剂）比安慰剂能更有效地缩短发作时间。其他治疗选择包括 α 受体激动剂、可乐定、亚硝酸异戊酯或硝酸甘油。

因痉挛性肛门直肠疼痛就诊的患者存在心理学异常，包括焦虑、抑郁和疑病倾向。当存在这些症状时，可能需要给予抗抑郁焦虑药物或行为治疗。但目前尚无评价这些治疗疗效的研究。

功能性排便障碍

定义

功能性排便障碍（functional defecation disorders，FDD）特点是排便时盆底肌肉不协调性收缩或不能充分松弛和（或）排便推进力不足。这些异常通常与排便费力、排便不尽感和需要手法辅助排便（如按压阴道或邻近肛门处）等症状有关。

正常排便的特点是适当的直肠推进力与耻骨直肠肌和肛门外括约肌松弛相互协调。但是，一些慢性便秘患者在排便时盆底肌群不协调收缩或不能充分松弛（指不协调性排便），或不能在排便时通过收缩腹壁肌群产生足够的推进力量（指推进力不足）。

功能性排便障碍的罗马Ⅳ诊断标准,请参考附录。

流行病学

因为功能性排便障碍的诊断需要依据实验室检查,因此在普通人群中的患病情况尚不清楚。与功能性排便障碍相关的症状包括排便费力和费时、排便不尽感、手法辅助排便和尝试排便时无法排出的感觉。然而,有些症状(如手指解除嵌塞、肛门疼痛)不能区别患者是否存在功能性排便障碍。

病理生理

功能性排便障碍可能是获得性行为障碍,因为大部分功能性排便障碍患者能够通过生物反馈训练学会正确地松弛肛门外括约肌和耻骨直肠肌。功能性排便障碍一般于如厕训练的年龄后出现。

焦虑和(或)心理压力可能通过增加骨骼肌张力促进不协调性排便的发展。非对照性研究显示,22%功能性排便障碍女性患者和40%功能性下消化道疾病(包括功能性排便障碍)女性患者受过性虐待。

临床评估

详细地评估肠道症状(如排便费时或费力、排便不尽感、手法辅助排便)或体格检查显示刺激排便时腹壁肌群不协调收缩和(或)肛门括约肌不协调松弛常提示疑似功能性排便障碍。排便日记能避免问卷调查和访谈时的回忆偏倚。直肠指诊能识别不协调性排便,表现为患者试图排出检查手指时,耻骨直肠肌和(或)肛门括约肌收缩或不能松弛及会阴下降幅度减小。在刺激排便时将手放在患者的腹壁肌肉上可识别推进力产生不足。直肠指诊也可发现直肠套叠和Douglas陷窝疝。

专科检查

有关慢性便秘评估的推荐流程、便秘实验室检查及进一步检查的指征(如针对结肠癌),已在"功能性肠病"一章中讨论。除非患者对保守治疗无效(如指导患者养成正常排便习惯、增加膳食纤维和水的摄入、改善粪便性状及尽可能避免有便秘副作用的药物),否则不推荐进行肛门直肠检查。对保守治疗有效的患者不需要进一步检查。如果上述治疗无效,下一步治疗可使用渗透性或刺激性缓泻剂或促分泌剂。如果患者使用缓泻剂效果不明显,则需要进行生理学检查。这些检查包括结肠传输试验和用于辅助诊断功能性排便障碍的检查（即球囊逼出试验、肛门直肠压力测定或 EMG，必要时行排粪造影）。

治疗

以往提倡的包括行为矫正在内的盆底训练有两种：①生物反馈训练，用置于肛门内的肌电或压力感受器进行监测，为患者提供横纹肌活动的反馈信息；②模拟排便，让患者练习排出人造的粪便代替物。

随机对照试验发现，功能性排便障碍的成人进行盆底再训练的成功率为 70%~85%。但是，在儿童中进行的研究并未显示生物反馈训练较传统治疗（如泻剂和如厕训练）更有优势。

总　结

- 基层医院中肛门直肠症状很常见。
- 大便失禁是指反复发生不能控制的粪质排出，症状持续至少 3 个月。
- 肛提肌综合征特点是慢性或复发性、发作性直肠疼痛或隐痛。
- 痉挛性肛门直肠疼痛是指直肠部位突发、剧烈疼痛，持续数秒至数分钟，然后完全缓解。
- 有些症状不能区别患者是否存在功能性排便障碍。
- 对保守治疗有效的患者不需要进一步检查。

（陆　佳　译　张晟瑜　校）

参 考 文 献

Ashraf W, Park F, Lof J, Quigley EM. An examination of the reliability of reported stool frequency in the diagnosis of idiopathic constipation. Am J Gastroenterol 1996; 91:26-32.

Bharucha AE, Fletcher JG, Harper CM, et al. Relationship between symptoms and disordered continence mechanisms in women with idiopathic fecal incontinence. Gut 2005; 54: 546-555.

Bharucha AE, Zinsmeister AR, Locke GR, et al. Prevalence and burden of fecal incontinence: a population-based study in women. Gastroenterology 2005; 129: 42-49.

Bharucha AE, Rao SSC. An update on anorectal disorders for gastroenterologists. Gastroenterology 2014; 146: 37-45.e2.

Bharucha AE, Seide B, Zinsmeister AR, et al. Relation of bowel habits to fecal incontinence in women. Am J Gastroenterol 2008; 103: 1470-1475.

Chiarioni G, Scattolini C, Bonfante F, et al. Liquid stool incontinence with severe urgency: anorectal function and effective biofeedback treatment. Gut 1993; 34: 1576-1580.

de Parades V, Etienney I, Bauer P, et al. Proctalgia fugax: demographic and clinical characteristics.

What every doctor should know from a prospective study of 54 patients. Dis Colon Rectum 2007; 50: 893-898.

Emmanuel A, Kamm MA. Response to a behavioural treatment, biofeedback, in constipated patients is associated with improved gut transit and autonomic innervation. Gut 2001; 49: 214-219.

Paramor KA, Ibrahim QI, Sadowski DC. Clinical parameters and symptom severity in males with fecal leakage and incontinence. Neurogastroenterol Motil 2014; 26: 361-367.

Perry S, Shaw C, McGrother C, et al. Prevalence of faecal incontinence in adults aged 40 years or more living in the community. Gut 2002; 50: 480-484.

Rao SS, Mudipalli RS, Stessman M, et al. Investigation of the utility of colorectal function tests and Rome II criteria in dyssynergic defecation (Anismus). Neurogastroenterol Motil 2004; 16: 589-596.

Rao SS, Tuteja AK, Vellema T, et al. Dyssynergic defecation: demographics, symptoms, stool patterns, and quality of life. J Clin Gastroenterol 2004; 38: 680-685.

Rey E, Choung RS, Schleck CD, et al. Onset and risk factors for fecal incontinence in a US community. Am J Gastroenterol 2010; 105: 412-419.

Sansoni J, Hawthorne G, Fleming G, et al. The revised faecal incontinence scale: a clinical validation of a new, short measure for assessment and outcomes evaluation. Dis Colon Rectum 2013; 56: 652-659.

Smith TM, Menees SB, Xu X, et al. Factors associated with quality of life among women with fecal incontinence. Int Urogynecol J 2013; 24: 493-499.

Videlock EJ, Lembo A, Cremonini F. Diagnostic testing for dyssynergic defecation in chronic constipation: meta-analysis. Neurogastroenterol Motil 2013; 25: 509-520.

Wald A, Bharucha AE, Rao SS, et al. Functional anorectal disorders. In: Drossman DA, ed. Rome III: The Functional Gastrointestinal Disorders 2006.

9. 儿童功能性胃肠病

婴儿/幼儿和儿童/青少年

Joel Heidelbaugh，MD

引言

儿童功能性胃肠病（functional gastrointestinal disorders，FGIDs）涵盖了一系列与年龄相关的慢性和（或）复发性症状谱，它们不能用器质性、结构性或生化异常来解释。它们通常与正常婴儿和儿童发育相伴随，也可能源于对内源或外源性刺激适应不良的行为反应。儿童 FGIDs 的临床表现随年龄变化，并取决于个体的生理、自主神经、情感和智力的发育阶段（图 9-1）。

很多具有挑战性的 FGIDs 患儿（如周期性呕吐综合征和功能性便秘）一旦进入青春期症状即消失。父母的影响通常会引起对严重疾病的潜在担忧；因此，不仅要对患儿症状进行评估，还要关注患儿家庭对疾病有意识或无意识的恐惧。通过支持性的治疗型医患关系，所有针对器质性疾病的检查都应该同时满足患儿和家庭的期望。同样，不能明确病因来解释症状的诊断性检查可能导致不必要的心理和生理上的困扰，无论如何都应该避免。

对患儿任何疼痛的经历可能都会对其自身有效处理和适应疼痛的能力产生重要影响，并最终影响患儿的正常功能和发育（图 9-2）。当存在危险因素或保护因素不太有效时，患儿会出现适应不良的反应，进而导致慢性疼痛状态。本章讨论的儿童 FGIDs 包括婴儿反胃、周期性呕吐综合征、婴儿腹绞痛、功能性腹泻、排便困难、功能性便秘、功能性恶心、功能性呕吐、肠易激综合征、腹型偏头痛和新命名的疾病：功能性腹痛—非其他特指。

罗马Ⅳ涵盖了婴儿和幼儿年龄组及儿童和青少年年龄组的儿童 FGIDs。完整的诊断标准详见附录。

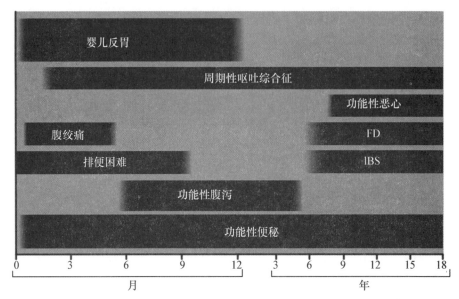

图 9-1 儿童患者 FGIDs 的发病年龄范围。FD：功能性消化不良；IBS：肠易激综合征

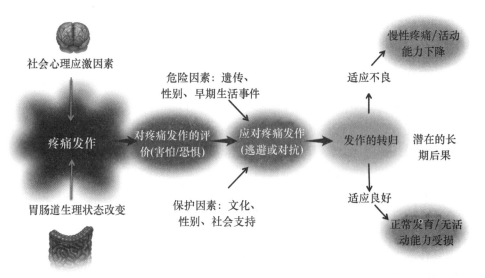

图 9-2 对 FAPD 的疼痛评价和应对会影响疾病转归。FAPD：功能性腹痛病
Walker LS，Smith CA，Garber J，et al. Testing a model of pain appraisal and coping in children with chronic abdominal pain. Health Psychology 2005；24：364. 获许引用

婴儿反胃

定义

婴儿反胃是指咽下的食物或分泌物不自主地回流至食管、口和（或）鼻。其与呕吐不同，呕吐是一种涉及自主神经和骨骼肌的中枢神经系统反射，是胃内容物经小肠、胃、食管和膈肌的协同运动由口腔受迫排出的过程。

婴儿反胃的罗马Ⅳ诊断标准，请详见附录。

流行病学

1岁以内婴儿每日出现反胃很常见，新生儿发生率最高，4月龄发生率达峰值，通常在12～15月龄时反胃的发生频率开始下降。完全母乳喂养的婴儿比部分母乳喂养或人工喂养的婴儿更少出现反胃。个别健康婴幼儿的反胃症状可持续至3岁。

病理生理

婴儿反胃可能部分缘于出生后上胃肠道运动功能不成熟。一过性食管下括约肌松弛（TLESRs）导致反胃的发生率可以通过左侧卧位而改变并减少。随着婴儿生长发育、食管长度和容积的增加，显性的反胃情况减少，但仍可观察到频繁的吞咽动作，尤其是餐后。看护人的焦虑、母亲的产后抑郁、婴儿性格急躁和环境的压力等可能会导致看护人和婴儿巨大的压力。早饱、拒食和过度哭闹可能导致生长发育迟缓。

临床评估

3周至1岁其他方面健康的婴儿中出现的婴儿反胃必须包括每日2次或以上的反胃，持续3周或更长时间，且这些婴儿不伴干呕、呕血、吸入性肺炎、睡眠呼吸暂停、发育障碍、喂养或吞咽困难、异常体态。

治疗

大多数反胃的婴儿在出生后第1年症状可自行缓解。治疗的目的是给予有效的安慰并缓解症状，避免出现并发症。保守治疗措施包括餐后左侧卧位和喂食稠厚的食物。虽然推荐少量多次喂食，但尚无证据证实其有效。由于很多有反胃症状的婴儿被误诊为胃食管反流病（GERD），他们通常会接受不必要的药物治疗，

包括 H_2 受体拮抗剂（H_2RAs）或质子泵抑制剂（PPIs）。指南中建议对有反胃症状的健康婴儿不应采用抑酸剂治疗。由于把婴儿反胃视为异常症状，导致看护人的焦虑，进而改变了婴儿常规的喂食、玩耍或睡眠的方式。重新为婴儿和看护人建立常规的喂食和睡眠计划可能是有益的。

周期性呕吐综合征

定义

周期性呕吐综合征（cyclic vomiting syndrome，CVS）的主要特点是以固定模式反复发作的呕吐，可持续数小时至数日，发作间期恢复至基线健康状态。典型的呕吐发作出现在每日相对固定的时间，通常是深夜或清晨。一旦开始出现呕吐，症状在 1h 内达到高峰，随后频率减少，但恶心症状可能持续存在，直到发作结束。伴随的症状和体征包括面色苍白、乏力、唾液分泌增多、腹痛、头痛、排稀便、发热、心动过速、高血压、皮肤花斑、血白细胞增多及对噪声、光线和（或）异味不耐受。

周期性呕吐综合征的罗马Ⅳ诊断标准，请详见附录。

流行病学

据估计美国儿童中 CVS 的患病率为 0.2%～1.0%，在婴幼儿中达 3.4%，最常见的发病年龄为 2～7 岁。通常对这种疾病的认识不足可能导致诊断延迟 1.1～3.4 年。每年因 CVS 至急诊就诊平均为 2.3 次，在正确诊断和治疗后降至每年 0.6 次。

病理生理

CVS 是一种阵发性、多因素参与的脑-肠轴互动异常的疾病，与机制不明的呕吐反射的发作性反复激活有关。CVS 患儿的母系通常有偏头痛病史，患儿本身也通常在后期发展为偏头痛。CVS 的发作可由兴奋、紧张或预期性焦虑所诱发。

临床评估

目前尚无可用于准确诊断 CVS 的金标准。诊断依据 6 个月内 2 次或以上发作，阵发不停性呕吐，伴或不伴干呕，持续数小时至数日；每位患儿有固定的发作模式，发作间期恢复基线健康状态；发作间隔数周或数月。对疑诊 CVS 患者的评估流程见图 9-3。

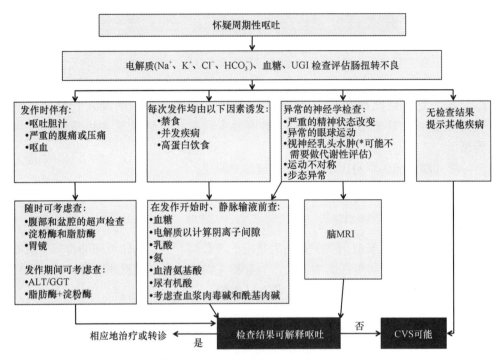

图 9-3　儿童周期性呕吐的评估流程

改编自 Li BU，Lefevre F，Chelimsky GG，et al. North American Society for Pediatric Gastroenterology，Hepatology，and Nutrition consensus statement on the diagnosis and management of cyclic vomiting syndrome. J Pediatr Gastroenterol Nutr 2008；47：379-393.

北美小儿胃肠病、肝脏病和营养学会（NASPGHAN）共识意见推荐要考虑更多的鉴别诊断以排除其他胃肠道、神经系统、泌尿系统或精神疾病。临床医生应该了解患者的基础代谢特点，并进行上消化道检查以排除肠扭转不良和解剖学梗阻。还需要进行腹部超声、肝功能、血清淀粉酶和脂肪酶检查。存在慢性症状的患者应考虑行食管胃十二指肠镜以排除消化性溃疡、幽门梗阻、嗜酸性粒细胞性胃肠病或乳糜泻。在 2 岁以下儿童，应该考虑潜在的代谢性或解剖异常性疾病，并行代谢性和神经性检查。

治疗

治疗目标是减少发作频率、减轻发作严重程度、实现家庭治疗最大化。对年龄小于 5 岁的患儿，每日预防性给予赛庚啶或苯噻啶是一线的治疗方案，阿米替林、普萘洛尔、红霉素和苯巴比妥对于减少发作频率也有一定效果。CVS 常见的并发症包括水电解质缺乏、呕血、贲门撕裂和抗利尿激素分泌不当。

婴儿腹绞痛

定义

婴儿腹绞痛指多于下午或晚间出现长时间哭闹和难以安抚的一种行为综合征。这种情况通常在 3～4 月龄时缓解。尚无证据表明婴儿长时间过度哭闹与腹部或其他部位疼痛有关，然而大多数看护人通常认为疼痛来源于胃肠道。

婴儿腹绞痛的罗马Ⅳ诊断标准，请详见附录。

流行病学

约 20%婴儿的长时间哭闹被认为是由于腹绞痛。但婴儿腹绞痛的患病率受看护人的认知和文化程度的影响很大。为看护人提供教育、安慰和支持，同时识别小部分表现为器质性疾病的患儿，是有必要的。

病理生理

腹绞痛的婴儿在喂养、入睡和熟睡及餐后胆囊收缩时肌张力增高、心率增快。诊断为婴儿腹绞痛的患儿和正常婴儿的全胃肠通过时间没有差异。有证据推测腹绞痛可能来源于与兴奋和觉醒或对各种刺激做出行为反应相关的中枢神经系统。既然大多数怀疑腹绞痛的婴儿能自发地停止哭闹，提示存在长期心理基础的证据不足。如果尝试控制哭闹失败，看护人通常会感到筋疲力尽、焦虑和挫败感，这会导致看护人对自己能力产生怀疑，并认为绞痛是临床急症。

临床评估

婴儿腹绞痛的诊断标准如下：症状开始和停止时婴儿小于 5 月龄；婴儿无明显诱因反复出现的长时间哭闹、烦躁或易激惹，看护人无法预防或安抚患儿；无生长发育受限、发热或病态的证据。

与婴儿腹绞痛易激惹和哭闹表现类似的疾病包括牛奶蛋白或果糖不耐受、母亲在妊娠期间用药导致婴儿的撤药反应、哺乳母亲产后用药和左冠状动脉起源异常引起的餐后心绞痛。

5 月龄以下婴儿，如果哭闹符合婴儿腹绞痛的时间特征、无中枢神经系统疾病或本身发育障碍或疾病的征象者，可拟诊为婴儿腹绞痛。对于牛奶过敏者，从哺乳母亲食物中剔除奶制品可使腹绞痛样行为获得持续缓解。目前无证据显示

GERD 可引起婴儿腹绞痛症状或抑酸治疗对减轻哭闹症状有效。

治疗

应用 Johnson & Johnson 儿科研究所提出的"婴儿日记"（http://www.baby.com/jjpi/baby-care/Early-Infant-Crying-A-Guide-to-Parents-and-Caregivers.pdf）及 Ian St James-Roberts 和 Tony Halil 提出的"哭闹模式问卷"，对婴儿的哭闹和其他行为进行记录，这些都是有效的筛查工具。目前尚无检查能够准确识别婴儿食物不耐受，所以这种诊断必须依赖于从婴儿或哺乳母亲饮食中试验性剔除可疑食物成分。改变婴儿的饮食可能会导致不可预期的副作用，必须密切监测这些变化。目前无证据支持疑诊腹绞痛的患儿给予抑酸治疗能减少过度哭闹，因此应该避免使用。与对照组相比，补充益生菌（如罗伊氏乳杆菌 *DSM17938*）可能减轻婴儿哭闹，但是证据不充分。

对于 90% 以上的患儿，治疗不是针对腹绞痛症状，而是帮助看护人度过婴儿成长的特殊时期。临床医生应当评估看护人的弱点，包括抑郁和缺乏社会支持，并对患儿家庭提供持续的帮助和支持。

功能性腹泻

定义

功能性腹泻是指开始于婴儿期或学龄前期的复发性、无痛性、每日 3 次或 3 次以上排大量不成形粪便，症状持续 4 周或 4 周以上。如果食物中含有足够热量，往往不会影响患儿的生长发育。看护人发现婴儿的不成形粪便中含有刚进食的未消化蔬菜残渣时会开始担忧。功能性腹泻以往曾被称为慢性非特异性腹泻（chronic nonspecific diarrhea，CNSD）或婴幼儿腹泻。

功能性腹泻的罗马Ⅳ诊断标准，请详见附录。

流行病学

在健康儿童中功能性腹泻是慢性腹泻最主要的原因。小于 1 岁婴儿的患病率为 2.4%，1~3 岁婴幼儿的患病率为 6.4%。

病理生理

功能性腹泻的发生既有动力因素又有黏膜因素。小肠转运功能及水电解质的分泌都是正常的，且没有脂肪泻。营养因素在功能性腹泻的发病机制中起关键作用，有报道患儿摄入了过多的果糖、低聚糖和高渗液体，由于其超出了小肠的吸收能力，导致渗透性腹泻和结肠发酵，表现为腹部膨胀、胃肠胀气和腹泻。

临床评估

儿童慢性腹泻的评估包括识别可能引起或加重腹泻的因素，包括现症或既往肠道感染、泻剂和抗生素的应用和饮食因素。典型的慢性或功能性腹泻幼儿的粪便含有黏液和（或）肉眼可见的未消化食物（如蔬菜残渣）。可能引起腹泻的饮食因素包括进食过多、进食过量果汁、碳水化合物摄入过多而脂肪摄入过少及山梨醇摄入过多。

对患儿的体格检查应包括身高、体重、营养不良体征、尿布疹和粪便嵌塞的征象。粪便检查包括隐血、白细胞、残渣物、粪便脂肪、虫卵和寄生虫（如蓝氏贾第鞭毛虫和隐孢子虫），粪便培养查找肠道致病菌（包括难辨梭菌毒素）也是必要的。对怀疑麦胶不耐受的患儿应该评估乳糜泻。

诊断标准包括以下方面：出现无痛性反复排便，每日 4 次或 4 次以上，为大量不成形便；症状反复持续 4 周以上；发病年龄在 6～36 月龄；若热量摄入足够，不会引起生长发育障碍。

治疗

功能性腹泻无特异性治疗措施。建议对果汁、果糖和山梨醇的摄入进行评估，并建议饮食正常化，平衡孩子的饮食。每日记录患儿的饮食和排便有助于看护人明确特定食物与腹泻无关。

排便困难

定义

婴儿排便困难是指每次努力排便时用力时间长、尖叫、哭闹及因用力排便而面色发红或发紫，症状通常持续 10～20min，患儿每日排便数次。大多数婴儿的症状从出生后第 1 个月开始，在 3～4 周可自行缓解。

排便困难的罗马Ⅳ诊断标准，请详见附录。

流行病学

婴儿排便困难的患病率在 1 月龄时为 3.9%，在 3 月龄时降至 0.9%。在之前曾被诊断为排便困难的婴儿中，便秘的患病率为 4.9%。

病理生理

腹腔内压力增高与盆底肌松弛的不协调导致了婴儿排便困难。协调的腹腔内压力增高和盆底肌松弛促使成功的排便。安慰看护人婴儿没有器质性疾病是很重要的。

临床评估

医生应该详细了解患儿的饮食史，进行详细的体格检查，包括直肠检查，绘制婴儿的生长曲线图。诊断标准为小于 9 月龄婴儿，在无其他健康问题的情况下，成功排出软便或排便不成功前，排便用力和哭闹至少 10min。

治疗

看护人在场的情况下完成体格检查，让他们放心。建议看护人避免直肠刺激和使用泻剂。

功能性便秘

定义

婴儿和幼儿的便秘是指排便次数减少和（或）排便疼痛，年长儿童的便秘可能与大便失禁和克制排便行为有关。
功能性便秘的罗马Ⅳ诊断标准，请详见附录。

流行病学

1 岁以内婴儿便秘的患病率为 2.9%，到 2 岁时升高至 10.1%，男童和女童之间无差异。约 90%的 6 岁以下功能性便秘儿童表现为每周排便 2 次或排硬粪便伴排便疼痛。功能性便秘的发生通常出现在婴儿排硬粪期（通常从母乳喂养过渡到配方奶粉或添加固体辅食时）和幼儿如厕训练时，因为他们试图克制排便，并发现排便痛。

病理生理

功能性便秘的突出心理特征是患儿的症状可以用主动地或无意识地逃避排便来解释。疼痛的发生是由于结肠收缩将肠腔内容物推向紧缩的肛门括约肌,当患儿松弛盆底肌或肛门括约肌时(如睡眠中)、疲劳时或试图排气时,稀粪可沿粪块周围溢出肛门,即出现大便失禁。对排出大量粪便、肛瘘或局部感染的恐惧(通常为疼痛)使患儿试图避免令人不愉快的排便过程,患儿反复主动地克制排便即导致功能性便秘。

排便频率受饮食、社会习惯、如厕训练、排便设施、家庭文化信仰和每日活动的影响。在3月龄前给予母乳喂养是功能性便秘的保护性因素,而在6~12月龄则没有保护作用。

排便控制能力的形成是一个与生俱来的逐渐成熟的过程,无法通过尽早开始训练或提高训练强度而加速。对于功能性便秘患儿强制排便训练会导致看护人和患儿之间出现"权力之争",而对解决问题产生负面影响。常见的看护人对患儿便秘的担忧包括:只有他们的孩子面临这个问题;孩子的结肠可能会破裂;孩子"不能治愈";这种情况将转变为癌症;泻剂可能会损伤结肠并导致成瘾。

临床评估

功能性便秘是基于详细的病史和体格检查而做出的临床诊断。一些功能性便秘的患儿常表现为踮脚站立、手扶家具、摒紧双腿或躲藏在角落中。体格检查可使医生和看护人确信患儿不存在明显的器质性疾病。初次直肠检查通常会导致患儿出现急性恐惧。

功能性便秘的诊断不需要任何实验室或影像学评估。婴幼儿便秘的鉴别诊断包括解剖上的梗阻、先天性巨结肠、脊柱疾病和代谢性及肠神经性疾病。

诊断标准是4岁以下婴幼儿,在1个月内必须包括以下至少2项:

(1)每周排便2次或更少。
(2)有粪便过度潴留史。
(3)有排便疼痛或排干硬粪便史。
(4)有排粗大粪便史。
(5)直肠中存在大团粪块。

学会如厕排便的儿童,可采用以下标准:

(6)在学会如厕排便后,出现大便失禁至少每周1次。
(7)有排粗大粪便史,甚至可堵塞厕所。

治疗

对孩子便秘焦虑的看护人必须认识到强制排便训练很少能成功解决问题。维持有效排便的目的是保证排便过程无疼痛,直到患儿感到舒服、无痛苦,并学会如厕。在功能性便秘的维持治疗期间,粪便软化剂是个安全的治疗选择,可根据需要使用数月至数年。对于学龄前儿童,在排便学习成功后给予奖励来改善行为习惯,通常有助于鼓励孩子排便。

软化粪便的目标是保证每次排便都无痛苦,直至功能性便秘缓解。出生后第1年内对牛奶过敏史与儿童期功能性便秘有关。膳食纤维的作用及其与便秘的相关性仍存在争议。大多数专家倾向于每日给予非刺激性泻剂,如聚乙二醇、矿物油、乳果糖或镁乳,这些药物可逐渐软化粪块,直至数日或数周后患儿排出粪便。

功能性恶心和功能性呕吐

定义

恶心是一种常见的症状,被描述为一种想要呕吐的不适感,常位于上腹或喉部。呕吐是随着胃肠道和胸腹壁肌肉的收缩,将上消化道内容物强行排出;该症状应与反流或反刍相鉴别,反刍是指内容物不费力地进入口腔。

功能性恶心和功能性呕吐的罗马Ⅳ诊断标准,请详见附录。

流行病学

在基层医院、消化科门诊或社区中,单纯恶心或呕吐的患病率不明确。

病理生理

儿童功能性恶心和功能性呕吐的病理生理机制尚不明确。部分患儿同时存在自主神经症状,如出汗、晕厥、面色苍白和心动过速。一些父母描述他们的孩子仅在晨起出现恶心,并观察到如果其"睡过头了",则不会出现恶心。

临床评估

在考虑功能性原因之前,应该排除引起恶心和呕吐的器质性原因。血清学评估包括血清电解质、钙、皮质醇和甲状腺激素水平。在复发性呕吐病例中,应注意排除肠梗阻和动力相关疾病(如胃轻瘫和假性肠梗阻)。当儿童无明确胃肠道病因但反复出现呕吐时，需考虑中枢神经系统相关疾病（如脑肿瘤），尤其是发生在清醒状态的呕吐，或伴随头痛、视觉障碍、内分泌异常或行为改变时。对功能性恶心和功能性呕吐的患儿应该考虑做心理评估，因为两者可能与应激性社会处境有关。

功能性恶心的诊断标准包括：以令人不适的恶心为主要症状，每周至少出现 2 次，通常与进食无关；不总是伴随呕吐；经适当评估，恶心不能完全用其他疾病情况来解释。功能性呕吐的诊断标准包括：呕吐发作平均每周 1 次或更多；无自行诱发的呕吐，不符合进食障碍或反刍的诊断标准；经适当评估，呕吐不能完全用其他疾病情况来解释。

治疗

对儿童单纯的功能性恶心和功能性呕吐（伴或不伴恶心），目前尚无特异的治疗建议。认知行为疗法和催眠疗法已成功应用于重度恶心患者。赛庚啶已被成功用于治疗儿童功能性消化不良伴恶心。胃电刺激已用于治疗儿童难治性消化不良（包括恶心）。

功能性消化不良

定义

消化不良描述了上消化道不适，包括各种症状的组合，如上腹痛、餐后上腹饱胀、早饱感、腹胀、恶心、嗳气和呕吐。这些症状缺乏器质性的病因或异常，导致生活质量明显下降。

功能性消化不良（functional dyspepsia，FD）的罗马Ⅳ诊断标准，请详见附录。

流行病学

约 1.4% 的儿童报告至少每周 1 次上腹痛或不适，而 5%～10% 的健康青少年报告消化不良症状。

病理生理

功能性消化不良是一种具有不同潜在病理生理异常的异质性疾病。目前，解释 FD 症状的假说包括胃动力功能异常、中枢或外周敏化导致的内脏高敏感、低度炎症和遗传倾向。相对于胃排空延迟，快速胃排空可能更容易导致 FD 症状，尤其是餐后不适综合征。十二指肠对胃酸、脂肪和各种蛋白质敏感性的增高在 FD 中起到一定作用。牛奶过敏儿童胃内的早期神经免疫相互作用与胃肌电活动异常相关联，而后者与消化不良症状相关。

FD 患儿通常表现为明显的焦虑，生活质量明显下降。有受虐史的儿童出现 FD 的风险增加。家庭的影响表现为环境因素和心理因素间一种复杂的相互作用。

临床评估

在儿童中诊断 FD 是极具挑战性的，因为如果没有足够的血清学和影像学检查，做出该诊断非常困难，而且看护人认为这个诊断难以理解和接受。在儿童 FD 评估时，如果没有报警症状不推荐上消化道内镜检查，其中报警症状包括消化道失血（如病史、体检和粪便潜血）、吞咽困难、持续呕吐或右上腹痛、夜间痛、消化性溃疡家族史或体重下降。

诊断标准指出怀疑 FD 的患儿必须包括以下 1 项或多项症状，至少每月 4 次，且诊断前症状出现至少 2 个月：餐后饱胀感；早饱感；与排便无关的上腹痛或烧灼感；经过适度的评估后，症状不能完全用其他疾病情况来解释。

FD 分为两种亚型。餐后不适综合征包括令人不适的餐后饱胀不适或早饱感，以致不能完成平常餐量的进食。上腹痛综合征的特点是令人不适的疼痛或烧灼感，局限于上腹部，不广泛，也无其他腹部或胸部疼痛，在排便或排气后无减轻。

治疗

FD 治疗的关键原则仍然是支持疗法。应避免特殊的可能加重症状的食物（如含咖啡因食物、辛辣食物和高脂饮食）和非甾体抗炎药（NSAIDs）。心理因素会加重疾病的严重程度。H_2 受体拮抗剂（H_2RAs）和质子泵抑制剂（PPIs）能够减少一些患者的功能性疼痛。小剂量的三环类抗抑郁药（TCAs）（如阿米替林和丙米嗪）可能缓解症状。如果条件允许，可使用促动力剂如西沙比利和多潘立酮。对于药物治疗效果不佳的 FD 患儿，胃电刺激可能是不错的选择。

肠易激综合征

定义

肠易激综合征（irritable bowel syndrome，IBS）是一种表现为腹部不适或疼痛与排便异常相关的功能性疾病。

肠易激综合征的罗马Ⅳ诊断标准，请详见附录。

流行病学

儿童 IBS 的全球患病率：在美国为 1%~3%，哥伦比亚为 4.9%，而斯里兰卡为 5.4%。

病理生理

基于成人的研究，认为 IBS 是一种脑-肠轴异常的疾病。遗传因素在 IBS 的发病中起一定作用，但本病是多种基因-环境相互作用的多因素疾病。

痛觉过敏和胃肠动力因素被认为在 IBS 发病中起关键作用。IBS 患儿存在内脏高敏感和躯体痛觉过敏，而这与社会心理因素不相关。急性胃肠炎是发展为 IBS 的潜在先兆。肠道微生态环境的改变可能与腹痛症状和粪便性状相关。研究发现 IBS 患儿在进餐后出现直肠收缩张力的下降。

关于心理因素在 IBS 中作用的研究发现，IBS 和功能性腹痛—非其他特指患儿间，心理疾病方面几乎没有差异，即便有差异也极小。IBS 患儿出现焦虑和抑郁的风险增高。心理疾病既可能是腹痛的原因，也可能是腹痛的结果。腹痛和心理疾病同时存在，可能预示着长期预后不良，包括慢性疼痛和（或）心理疾病可持续至成年以后。

临床评估

典型的 IBS 症状侧重于粪便性状的改变，因此详细的病史和体格检查可能提示功能性便秘的诊断而非 IBS。应该考虑潜在的肠道感染，初始检查应该包括粪便培养、粪便虫卵和寄生虫及难辨梭菌毒素测定。仔细询问饮食史，包括容易诱发粪便性状异常的食物成分；如果条件允许，应该进行乳糜泻相关检查。IBS 患儿患乳糜泻的风险增加。在儿童，吸收不良（如乳糖、果糖）和 IBS 症状相似，可能是难以解释的腹痛和内脏高敏感的病因之一。IBS 应该与炎性肠病（IBD）进行鉴别，其中 IBS 没有报警症状（如血便、贫血、体重下降）。

尽管便秘型 IBS（IBS-C）是最常见的亚型，但腹泻型（IBS-D）和混合型（IBS-M）也很常见。

治疗

儿童 IBS 的治疗应根据患儿临床表现、心理社会环境因素、潜在的病理生理机制和共病情况来制订合理方案。治疗目标和预期应在患者初诊和以后的随访时进行讨论。几乎所有的 IBS 治疗建议都来源于成人研究（详见 7.功能性肠病）。

饮食剔除，包括限制或剔除可酵解的低聚糖、双糖、单糖和多元醇（FODMAP）饮食，可能有利于缓解 IBS 患儿的症状，因为这种治疗策略已经使成人 IBS 患者症状得到了改善，尤其是减轻了腹痛症状和减少了排便次数。增加膳食纤维在成人和儿童 IBS 患者中都是一个有争议的话题。药物治疗选择包括膨松剂、解痉药和抗抑郁药；但是这些治疗药物几乎都是在成人中被研究，并且后两类药物在儿科患者中可能有副作用。行为疗法对儿童 IBS 的治疗可能有帮助，尤其是注重应对技巧、减轻压力和治疗焦虑和抑郁。

腹型偏头痛

定义

腹型偏头痛的特点是剧烈的、阵发性腹痛，腹痛持续时间短，发作间隔通常为数周至数月，伴随自主神经症状并影响日常生活。

腹型偏头痛的罗马Ⅳ诊断标准，请详见附录。

流行病学

腹型偏头痛的患病率在 1%～23%。最近一项研究纳入了功能性腹痛病而未诊断腹型偏头痛的患儿，这些患儿报告了腹型偏头痛伴随着较多的重叠症状，包括恶心（73%）、厌食（47%）和头痛（42%）。

病理生理

腹型偏头痛与周期性呕吐综合征和经典的偏头痛存在共同的病理生理机制，均表现为自限性、发作性、固定模式及发作间期无症状等特点。诱因包括应激和疲劳，相关症状包括厌食、恶心和呕吐，缓解因素包括休息和睡觉。儿童腹型偏头痛和周期性呕吐综合征均可能在成年后发展成偏头痛。

临床评估

准确的诊断应该从详细的病史采集和体格检查开始。非特异性的前驱症状支持该诊断，包括行为或情绪变化、畏光及类似偏头痛的血管舒缩症状。腹痛通常为钝痛而非绞痛，可能位于脐周、腹中线或难以定位，不放射。患者可存在呕吐，但严重程度和发作频率低于周期性呕吐综合征的患儿。心理应激、身体疲劳和晕车经常诱发腹痛发作。

诊断评估可能需要排除间歇性小肠梗阻或尿路梗阻、复发性胰腺炎、胆道疾病、家族性地中海热、代谢性疾病（如卟啉病）及精神疾病。可根据症状和对潜在器质性疾病的怀疑程度选择相应检查。

治疗

由于与经典偏头痛的共病率高，怀疑腹型偏头痛的患儿应该采取多学科治疗措施。治疗计划的制订取决于腹型偏头痛的发作频率、严重程度及疾病对患儿和家庭生活的影响。治疗建议包括：安慰患儿和家长（症状发作并不威胁生命）；避免可能的诱发因素和应激；为避免频繁发作和致残性发作而给予预防性药物治疗（如阿米替林、普萘洛尔、赛庚啶、舒马曲坦）。

功能性腹痛—非其他特指

定义

如前文所述，罗马Ⅳ中的功能性腹痛—非其他特指（functional abdominal pian-not otherwise specified，FAP-NOS）代替了罗马Ⅲ中的功能性腹痛（FAP）和功能性腹痛综合征（FAPS）。FAP-NOS是指在儿童和青少年中发生的腹痛，病程≥2个月，症状不符合IBS、功能性消化不良或腹型偏头痛的诊断标准。腹痛不能用其他疾病情况来解释，但可以与其他疾病情况（如炎性肠病或食物过敏）共存，而且疼痛不只是在生理情况下出现（如进食、月经期）。

功能性腹痛—非其他特指的罗马Ⅳ诊断标准，请详见附录。

流行病学

35%～38%的小学生每周报告腹痛，其中仅1/3符合功能性肠病的诊断标准。只有2%～3%的腹痛儿童寻求医疗帮助，但腹痛仍是儿童转诊至儿童胃肠专家门诊和急诊的主要原因。

病理生理学

已经提出许多FAP-NOS可能的病因，包括内脏高敏感、胃动力改变、饮食和心理因素。最常见的理论认为这些因素之间存在重叠。FAP-NOS的患儿可以出现胃的各种异常情况，仍需要更多的研究明确这些异常与疼痛发生的关系。儿童如何应对疼痛可能会影响功能性疾病的转归。灾难化认知会增加日后功能性肠病和心理障碍持续存在的风险。父母的心理因素也会影响功能性肠病患儿的转归，包括失能、反复就诊和症状持续及恶化。

临床评估

FAP-NOS 的诊断不应是一个排除性诊断，现在有特殊的标准。诊断标准必须符合发作至少每月 4 次，症状出现至少 2 个月且包括：

1. 发作性或持续性腹痛，不只是在生理情况下出现（如进食、月经期）。
2. 不符合肠易激综合征、功能性消化不良或腹型偏头痛的诊断标准。
3. 经适度的评估，腹痛不能完全用其他疾病情况来解释。

FAP-NOS 患儿经常报告胃肠外非特异性的躯体症状，通常无需实验室或放射影像学评估。为了让家长放心，可以安排少量的诊断性检查。对疑诊 FAP-NOS 患儿推荐做什么样的检查，尚无基于循证的指南。专家意见是，应做有针对性的有限检查，避免过度解释一些轻微、无临床意义的结果。

治疗

治疗功能性肠病的一些临床试验反复验证了解痉剂和抗抑郁药的有效性，但这可能不适用于儿童，因为儿童人群中的研究非常有限。行为治疗仍然是本病治疗的基石。虽然大多数儿童在进餐或进餐后出现症状，支持饮食疗法的证据级别仍很弱。目前尚无数据支持 FAP-NOS 患儿饮食中剔除麦胶或其他 FODMAP 成分对治疗有效。

总　结

- 大多数婴儿反胃在出生后第 1 年自愈，无需抑酸治疗。
- 周期性呕吐综合征的诊断依据为 2 次或 2 次以上阵发性不停地呕吐，间隔数周至数月，每位患儿有固定的发作模式，呕吐发作间期可恢复至基线健康状态。
- 对于大多数婴儿腹绞痛的患儿，治疗的目标不是"治愈腹绞痛"，而是帮助看护人度过婴儿成长的特殊时期。
- 营养因素在功能性腹泻的发病中起关键作用，有报道患儿摄入了过多的果糖、低聚糖和高渗液体。
- 对于功能性便秘患儿强制排便训练会导致看护人和患儿之间出现"权力之争"，这会对解决问题产生负面影响。

- 认知行为治疗可能在儿童功能性恶心和呕吐的治疗中起作用。
- 怀疑 FD 的患儿必须存在 1 个或 1 个以上症状：餐后饱胀感；早饱感；与排便无关的上腹痛或烧灼感；经过适度的评估后，症状不能完全用其他疾病情况来解释。
- IBS 患儿出现乳糜泻的风险增高。
- 由于与经典偏头痛的共病率高，怀疑腹型偏头痛的患儿应该采取多学科治疗措施。
- FAP-NOS 指儿童和青少年中发生的腹痛，症状出现 2 个月以上，不符合 IBS、功能性消化不良或腹型偏头痛的诊断标准。

（樊文娟 译 沙 悦 校）

参 考 文 献

Cristofori F, Fontana C, Magista A, et al. Increased prevalence of celiac disease among pediatric patients with irritable bowel syndrome: a 6-year prospective cohort study. JAMA Pediatr 2014; 168: 555-560.

Di Lorenzo C, Colletti RB, Lehmann HP, et al. Chronic abdominal pain in children: a technical report of the American Academy of Pediatrics and the North American Society for Pediatric Gastroenterology, Hepatology and Nutrition. J Pediatr Gastroenterol Nutr 2005; 40: 249-261.

Fleisher DR. The cyclic vomiting syndrome described. J Pediatr Gastroenterol Nutr 1995;21 Suppl 1:S1-S5.

Hegar B, Dewanti NR, Kadim M, et al. Natural evolution of regurgitation in healthy infants. Acta Paediatr 2009; 98: 1189-1193.

Huertas-Ceballos AA, Logan S, Bennett C, et al. Dietary interventions for recurrent abdominal pain (RAP) and irritable bowel syndrome (IBS) in childhood. Cochrane Database Syst Rev 2009:CD003019.

Hyman PE, Cocjin J, Oller M. Infant dyschezia. Clin Pediatr (Phila) 2009; 48: 438-439.

Indrio F, Di Mauro A, Riezzo G, et al. Prophylactic use of a probiotic in the prevention of colic, regurgitation, and functional constipation: a randomized clinical trial. JAMA Pediatr 2014;168(3): 228-233.

Li BU, Lefevre F, Chelimsky GG, et al. North American Society for Pediatric Gastroenterology, Hepatology, and Nutrition consensus statement on the diagnosis and management of cyclic vomiting syndrome. J Pediatr Gastroenterol Nutr 2008; 47: 379-393.

Lloyd-Still JD. Chronic diarrhea of childhood and the misuse of elimination diets. J Pediatr 1979; 95: 10-13.

Mugie SM, Benninga MA, Di Lorenzo C. Epidemiology of constipation in children and adults: a systematic review. Best Pract Res Clin Gastroenterol 2011; 25: 3-18.

Nelson SP, Chen EH, Syniar GM, et al. Prevalence of symptoms of gastroesophageal reflux during infancy. A pediatric practice-based survey. Pediatric Practice Research Group. Arch Pediatr Adolesc Med 1997; 151: 569-572.

Rajindrajith S, Devanarayana NM, Lakmini C, et al. Association between child maltreatment and constipation: a school-based survey using Rome III criteria. J Pediatr Gastroenterol Nutr 2014;58(4): 486-490.

Rasquin-Weber A, Hyman PE, Cucchiara S, et al. Childhood functional gastrointestinal disorders. Gut 1999;45 Suppl 2: II60-8.

St James-Roberts I. Distinguishing between infant fussing, crying and colic: how many phenomena? In: Sauls HS, Redfern DE, eds. Colic and Excessive Crying-Report of the 105th Ross Conference on Pediatric Research. Columbus, OH: Ross, 1997:3-14.

Tack J, Masaoka T, Janssen P. Functional dyspepsia. Curr Opin Gastroenterol 2011; 27: 549-557.

Vandenplas Y, Rudolph CD, Di Lorenzo C, et al. Pediatric gastroesophageal reflux clinical practice guidelines: joint recommendations of the North American Society for Pediatric Gastroenterology, Hepatology, and Nutrition (NASPGHAN) and the European Society for Pediatric Gastroenterology, Hepatology, and Nutrition (ESPGHAN). J Pediatr Gastroenterol Nutr 2009; 49: 498-547.

Worawattanakul M, Rhoads JM, Lichtman SN, et al. Abdominal migraine: prophylactic treatment and follow-up. J Pediatr Gastroenterol Nutr 1999; 28: 37-40.

10. 中枢介导的胃肠道疼痛病
中枢介导的腹痛综合征和麻醉剂肠道综合征/阿片引起的胃肠道痛觉过敏

Joel Heidelbaugh，MD

前言

中枢介导的腹痛病与其他功能性胃肠病（FGIDs）不同，它是由中枢敏感化参与的独立于器质性动力疾病之外的疾病。在罗马Ⅳ中包含两种疾病：中枢介导的腹痛综合征（centrally mediated abdominal pain syndrome，CAPS）和另一种新的中枢介导的胃肠道疼痛病即麻醉剂肠道综合征（narcotic bowel syndrome，NBS）/阿片引起的胃肠道痛觉过敏（opioid-induced gastrointestinal hyperalgesia，OIGH）。后者的特点是持续服用阿片类药物或增加剂量时，反而出现腹痛或腹痛加重。

中枢介导的腹痛综合征

定义/诊断标准

中枢介导的腹痛综合征（CAPS）是以持续的、近乎持续的或频发腹痛为特征的疾病，通常腹痛程度严重，仅极少数与肠道功能相关。为了准确定义这些疾病，患者症状必须持续至少 6 个月，疾病给患者生活包括工作、亲密关系、社会和娱乐活动及对自己和他人的照料都带来了负面影响。腹痛有时可能源于非消化道器官（如泌尿生殖系统）。很多 CAPS 患者常因评估症状时接受多种不必要的干预性手术而遗留负面并发症。通常，他们的慢性腹痛被武断地归因为"粘连"。

慢性疼痛的特征是 CAPS 区别于其他功能性胃肠病的核心特点，相对于其他功能性胃肠病，CAPS 的腹痛更持续，程度更重。疼痛被描述为"绞痛"，但通常更广泛，而不局限于特定的部位。患者经常报告其他非消化道症状，包括纤维肌痛症、慢性疲劳综合征和焦虑症的症状。

中枢介导的腹痛综合征的罗马Ⅳ诊断标准，请详见附录。

流行病学

CAPS 较其他 FGIDs 如功能性烧心或肠易激综合征（IBS）少见，患病率为 0.5%~2.1%。女性更多见，是男性的 1.5~2 倍，美国该病患病高峰在 35~44 岁。约 80%的 CAPS 患者每年因腹痛就诊 1~3 次。一项随访 7 年的研究显示 CAPS 患者平均就诊 5.7 次，进行 6.4 次内镜或影像学检查，接受 2.7 次手术治疗（主要是子宫切除术和剖腹探查术）。在美国，CAPS 患者在此前一年的平均误工时间是 11.8 日。

病理生理

CAPS 的生物学机制并未完全阐明。但可能类似于其他慢性内脏疼痛性疾病，如 IBS、功能性消化不良（FD）和间质性膀胱炎。虽然这些疾病是用各自的症状标准来定义的，但它们与其他疼痛综合征、易感生活事件和治疗反应有共同之处；这些共同特点为相似的病理生理模型提供了间接证据。和许多慢性躯体疼痛疾病类似，CAPS 不能简单归于传统外周的神经性或炎性疼痛。相反，中枢神经系统的疼痛调节和动机单元的改变可能在 CAPS 的产生和发展中起主要作用。

一个解释模式是假设改变的中枢感觉处理来自腹腔内脏传入，从而影响认知、情感和感觉的输出。IBS 患者的研究证据支持这一模式。躯体疼痛疾病的患者大脑结构和构成也发生改变，包括脑岛和前额叶皮质的灰质密度降低。

复杂的遗传因素也影响个体对慢性疼痛刺激的易感性。与 5-羟色胺再摄取、黏膜屏障功能和促炎及抗炎细胞因子有关的基因可能起到了核心作用。早年负性生活事件（包括躯体和情感创伤）及目前心理社会应激都与疼痛感知和结果直接相关，从而影响 CAPS。最后，有强有力的经验性证据支持疼痛灾难化认知、恐惧回避行为、缺乏感知控制和消极的疼痛应对都与个体的疼痛感知和对生活的影响相关。

临床评估

对疑诊 CAPS 患者进行评估时，临床医生必须考虑到非常广泛的鉴别诊断。在系列随访时应观察和监测症状的持续时间和特征。在全面的体格检查同时，应详细记述心理社会评估和对症状报告行为的观察结果。临床评估常找不到能够解释疼痛症状的特定病因，但偶尔会发现源于肝脏或肾脏的病因。

虽然某些症状相关的行为能够帮助诊断 CAPS，但是既不敏感，也不特异，诊断价值有限，且可能发生于器质性疾病患者。这些行为也可见于慢性功能性躯体疼痛综合征，通常被认为是适应不良，但能被内科医生或心理医生所调整改善。

而且，对于器质性疾病伴随疼痛的患者，当其疼痛模式表现为更加持续、严重，且对现有治疗反应不佳时，会最终导致 CAPS 的疾病状态。

CAPS 患者通常不符合特定的精神心理范畴，但有些会与精神心理疾病共病，包括焦虑、抑郁、躯体化，并且他们不愿接受这些是导致症状的病因。CAPS 患者常有不能挽回的损失（如父母去世）及性虐待或躯体虐待史，但这些因素不是诊断 CAPS 的必要条件。

体格检查很少能帮助临床医生做出最终 CAPS 的诊断，但是能发现重叠的器质性病因。应该限制常规的血清学检查、影像学检查和侵入性检查，除非出现提示器质性疾病的报警症状。如果没有出现报警症状，通常不需要进一步检查；如果符合 CAPS 所有的诊断标准，则高度拟诊 CAPS。

治疗

尽管药物治疗是 CAPS 治疗的基石，但有效的医患关系才是最重要的。患者和临床医生必须共同承担 CAPS 和其他 FGIDs 的治疗责任。患者对治疗应该有现实的预期。临床医生应该以开放性的问题开始与患者的对话，如"您怎么相信我能够帮助您？"患者也应该做好准备与临床医生进入一种治疗型医患关系。

如果医生做到了如下行为，医生和患者都会获益。

1. 主动倾听。
2. 接受 CAPS 是一类确实存在的疾病。
3. 共情。
4. 采用开放性问题并结合肢体语言。
5. 确认患者的感受。
6. 设定现实的治疗目标。
7. 为患者讲解疾病的本质。
8. 提供保证。
9. 协商并提供治疗选择而不是指令。
10. 保持界限。
11. 注意时间限制。

其他注意的原则：

- 治疗要基于症状的严重程度和失能的程度。
- 掌握转诊至精神心理专科医生的时机。
- 当症状严重时，转诊至多学科功能性胃肠病或疼痛治疗中心。

药物治疗

三环类抗抑郁药（tricyclic antidepressants，TCAs）是最常用的治疗功能性疼痛综合征的精神类药物。选择性5-羟色胺再摄取抑制剂（selective serotonin reuptake inhibitors，SSRIs）比 TCAs 的镇痛效果弱，可能与其缺乏对去甲肾上腺素受体的作用有关。5-羟色胺-去甲肾上腺素再摄取抑制剂（serotonin-norepinephrine reuptake inhibitors，SNRIs）越来越多地用于治疗慢性疼痛。SNRIs 的双向作用（镇痛和抗抑郁）使其成为抑郁症患者合并疼痛综合征的最佳选择，但是对 CAPS 的治疗价值仍是理论上的。

小剂量不典型抗精神病药物（如喹硫平）已成功用于慢性疼痛综合征（包括纤维肌痛）的增效治疗。喹硫平因减轻焦虑、重建正常睡眠模式及可能的直接镇痛作用对慢性疼痛可能有效。米氮平是四环类抗抑郁药物，该药提高去甲肾上腺素能活性和 5-羟色胺 1A 活性；丁螺环酮是具有 5-羟色胺 1 受体激动剂作用的抗焦虑药，对 FGIDs 患者可以起到治疗作用。

抗惊厥剂（如卡马西平、拉莫三嗪、加巴喷丁和普瑞巴林）在一些慢性疼痛综合征患者中的作用已有评价，但是尚无慢性腹痛或 CAPS 的相关研究。由于大多数镇痛剂［如阿司匹林和非甾体抗炎药（nonsteroidal antiinflammatory drugs，NSAIDs）］缺乏对神经系统通路的直接作用而疗效甚微。联合多种精神类药物的增效治疗，应该咨询或由精神科医生、精神科药师或受过相关专业培训的内科医生开具处方。

尽管有推荐非传统治疗并传闻有一定作用，但是目前没有证据支持脊柱推拿、经皮神经电刺激（transcutaneous electrical nerve stimulation，TENS）或针灸有效。很多 CAPS 患者出现火激红斑，表明曾过度使用热水袋、电热垫和其他直接热疗；这些现象提示加热似乎可以在一定程度上缓解疼痛，尽管缺乏直接证据。慢性腹痛患者行腹腔镜粘连松解的治疗价值尚未明确，有研究提示治疗效果可能和安慰剂效应有关。

麻醉剂肠道综合征/阿片引起的胃肠道痛觉过敏

定义

麻醉剂肠道综合征（NBS）/阿片引起的胃肠道痛觉过敏（OIGH）是指持续服用阿片类药物或提高其用量时，反而产生或加重腹痛。NBS 可发生于患有 FGIDs、慢性胃肠道疾病（如炎性肠病、慢性胰腺炎）和因疼痛状态或手术后恢复需长期使用阿片类药物镇痛的患者。根据定义，NBS 的患者当在逐渐停用阿片类药物后，腹痛症状会改善或缓解。

麻醉剂肠道综合征/阿片引起的胃肠道痛觉过敏的罗马Ⅳ诊断标准，请详见附录。

流行病学

目前没有确切数据能够准确估计 NBS/OIGH 的患病率，但许多基层医院医生用阿片类药物治疗慢性疼痛，会遇到具有这种典型症状-病史组合的患者。对于诊断不清且检查阴性的慢性腹痛患者，可能会为了进一步评估上述这种情况转诊至消化科医生，除非基层医院医生意识到了这一疾病的诊断。

病理生理

目前已经提出几个推测的机制来解释阿片的中枢痛觉过敏效应，包括脊髓后角胶质细胞激活，从而上调外周痛觉信号至大脑。疼痛感知的增强与下列机制有关：阿片双模调节系统中兴奋性镇痛通路的激活；疼痛在延髓头端腹侧的下行易化；强啡肽和胆囊收缩素激活所导致的疼痛易化；胶质细胞激活，产生吗啡耐受并增强阿片引起的疼痛。

临床评估

NBS 患者最常见的主诉为中重度难以定位的绞痛或持续性腹痛。通常，他们最初由于腹部疾病（如慢性胰腺炎、炎性肠病、CAPS），腹部以外疾病（如骨痛、纤维肌痛、偏头痛）或手术后疼痛等原因而被开具应用阿片类镇痛药物的处方。患者会出现快速抗药反应并需要增加剂量，以致最终不可预测地出现即便正在使用阿片类药物的情况下，腹痛仍然持续不缓解。阿片引起的便秘包括胃轻瘫和假性肠梗阻。

NBS 患者还常会出现心理障碍，包括焦虑、抑郁、躯体化障碍、创伤后应激障碍（posttraumatic stress disorder，PTSD）和各种人格障碍（如表演型人格特质），这些患者由于不必要的操作和药物治疗而增加了医疗费用。NBS 患者通常会做很多血清学检查，结果并不提示存在器质性疾病，影像学检查可能会显示结肠粪便潴留。

如果患者同时存在活动性的胃肠道疾病，并在使用阿片类药物，此时出现腹痛加重，明确诊断 NBS 会有难度。这部分患者停用阿片类药物来明确 NBS/OIGH 的诊断是明智的。由于这种疾病是基于症状谱进行定义的，没有关于阿片类药物治疗的使用时程、剂量或总量的要求。有这些临床特征的患者应转诊参加物质滥用治疗项目来提高成功治疗的可能性。

治疗

NBS/OIGH 的治疗挑战在于虽然大多数患者希望得到治疗，但是并非所有人认为减少或停用阿片类药物是合理的治疗方法。他们害怕出现撤药症状，对所有其他的治疗方法都不能治疗他们的疼痛感到绝望。有这种情况的患者会感到倍受侮辱，觉得医生认为他们在"觅药"。稳固的医患关系、意识到移情/反移情作用和减少敌意至关重要。一项阿片戒断治疗的研究显示，大部分患者完全戒断阿片后腹痛症状减轻；但是虽然疼痛已改善，仍有接近 1/2 的患者在 3 个月内恢复使用阿片。

面对这样的患者需要频繁的访视（如来诊室随访、电话随访）以最大限度地提高治疗效果。"最新阿片药物滥用状况量表"可以作为判定阿片受体激动剂滥用的严重程度和戒断可能性的一个有用的工具。协商治疗的时机和本质需要双方相互信任和患者参与，通过共情、接纳、认可疼痛的真实性及其对患者生活的影响，医患双方共同决策做出治疗计划。

目前 NBS/OIGH 的治疗流程，推荐经由已接受适当培训的医生在充分的支持下系统地、彻底地戒断阿片类药物；没有证据证实这种情况需要继续服用何种剂量或何种频率的阿片来治疗。临床医生应该做到：

1. 注意尽管使用了大剂量的阿片受体激动剂，患者仍没有足够的获益，而且这种治疗存在长期风险。
2. 指出可用于戒断治疗期间和之后更有效控制疼痛的方法（如 TCAs 和 SNRI 等）。
3. 向患者明确，一旦治疗开始，阿片类药物减量的方案是不能更改的，但是可以用其他替代类药物来治疗疼痛和焦虑。
4. 在数月内设定可实现的戒毒目标，包括减轻疼痛（不一定做到完全缓解疼痛）。
5. 让患者的朋友和家庭成员参与讨论要达到的目标和治疗方案，在治疗中获得他们的支持并协助预防复发。
6. 指出在这个过程中可提供辅助帮助的人员的作用（如心理科医生/精神科医生、基层医院医生等）。
7. 再次确认无论结果如何，医生都会继续为患者诊治。

总　结

- 对 CAPS 和 NBS/OIGH 患者的评估和治疗应该通过生物-心理-社会模型中多学科途径实现。

- 为获得最有说服力的治疗计划,临床医生和患者共同制订决策至关重要。
- CAPS 是指没有明显诱因的慢性腹痛,处于其他 FGIDs(包括 IBS)疾病谱的边缘。
- NBS/OIGH 患者的治疗要求团结协作完成,集中在有方法地减少和停用阿片类药物,并为患者提供充分的支持。
- 麻醉剂戒断与腹部的和非腹部的疼痛改善有关。
- 坚持戒断麻醉剂的患者主观疼痛评分持续改善,而恢复使用麻醉剂的患者腹痛加重。

(樊文娟 译 沙 悦 校)

参 考 文 献

Butler SF, Budman SH, Fernandez KC, et al. Development and validation of the Current Opioid Misuse Measure. Pain 2007; 130: 144-156.

Dekel R, Drossman DA, Sperber AD. The use of psychotropic drugs in irritable bowel syndrome. Expert Opin Investig Drugs 2013; 22: 329-339.

Drossman DA, Morris CB, Edwards H, et al. Diagnosis, characterization, and 3-month outcome after detoxification of 39 patients with narcotic bowel syndrome. Am J Gastroenterol 2012;107(9): 1426-1440.

Esteve R, Ramirez-Maestre C. Pain fear avoidance and pain acceptance: a cross-sectional study comparing their influence on adjustment to chronic pain across three samples of patients. Ann Behav Med 2013; 46: 169-180.

Farmer AD, Ferdinand E, Aziz Q. Opioids and the gastrointestinal tract—a case of narcotic bowel syndrome and literature review. J Neurogastroenterol Motil 2013; 19: 94-98.

Ford AC, Talley NJ, Schoenfeld PS, et al. Efficacy of antidepressants and psychological therapies in irritable bowel syndrome: systematic review and meta-analysis. Gut 2009; 58: 367-378.

Grover M, Dorn SD, Weinland SR, et al. Atypical antipsychotic quetiapine in the management of severe, refractory functional gastrointestinal disorders. Dig Dis Sci 2009; 54: 1284-1291.

Grunkemeier DMS, Cassara JE, Dalton CB, et al. The narcotic bowel syndrome: clinical features, pathophysiology, and management. Clin Gastroenterol Hepatol 2007;5: 1126-1139.

Hutchinson MR, Shavit Y, Grace PM, et al. Exploring the neuroimmunopharmacology of opioids: an integrative review of mechanisms of central immune signaling and their implications for opioid analgesia. Pharmacy Rev 2011; 63: 772-810.

Kurlander JE, Drossman DA. Diagnosis and treatment of narcotic bowel syndrome. Nat Rev Gastroenterol Hepatol 2014;11:410-418.

Locke GR, Bouras EP, Howden CW, et al. The Functional Dyspepsia Treatment Trial (FDTT) key results. Gastroenterology 2013; 144: S1-140.

McCracken LM, Eccleston C. Coping or acceptance: what to do about chronic pain? Pain 2003; 105: 197-204.

Wegener ST, Castillo RC, Haythornthwaite J, et al. Psychological distress mediates the effect of pain on function. Pain 2011; 152: 1349-1357.

第三部分
补充章节

11. 功能性胃肠病的多维度临床资料剖析

Pali Hungin，MD，FRCGP

功能性胃肠病（FGIDs）的处理是非常复杂的，集中多维度层面的工具对于基层医院的临床实践是有价值的。这些多维度层面包括 FGIDs 疾病的诊断分类、伴发或既往的临床问题、症状对日常生活的影响和各种潜在的社会和心理因素。此外，生理学或生物学维度可能来源于一些检查，这些检查会影响临床医生和患者对已有诊断和治疗选择的理解。

多维度临床资料剖析（multidimensional clinical profile，MDCP）在理清相互影响的、错综复杂的疾病组成方面是个很有用的工具，这些组成构成了 FGIDs 患者的一个整体画面。MDCP 能够对这些组成部分进行识别和分类，形成一个特殊的计划，从而能够最大限度满足患者的需求并解决影响他们症状的主要方面。这种个体化的方案有利于激活在现有诊断的前景（如现有症状）和背景中发挥作用的各个维度。

MDCP 结构的主要组成部分如下：

A. 罗马诊断分类

B. 临床表现补充，它们有助于分型诊断，可能影响到治疗策略[如肠易激综合征腹泻型（IBS-D）或肠易激综合征便秘型（IBS-C）]

C. 疾病对患者日常活动的影响

D. 心理社会影响

E. 生理特征和生物学标志

在基层医院，这种模式能够在不同层面帮助指导和规划协调诊疗。尤其是基层医院医生（primary care physicians，PCPs）通常对心理社会照护方面比较精通。而且，最近基层医院医生已经认识到了可以使用更加复杂的胃肠道相关检查（如对有上消化道症状的患者进行 pH 或阻抗监测），当一线治疗无效时将患者转诊给专科医生是很常见的。通常，在专科就诊和检查后，患者会带着这些检查结果又回到基层医院。因此很多情况下，患者长期的诊疗都是在基层医院范围内。这样看来，多方面了解患者的疾病状态不仅有利于追踪患者的健康状态，而且也可优化各种治疗方法。

MDCP 能够克服仅单纯根据临床诊断分类给出的治疗措施所带来的不足，如仅诊断肠易激综合征（IBS）。这种做法没有考虑到患者临床问题的亚类特征，以及重要并发因素之间的相互作用。而这些方面是 FGIDs 中非常重要的原则，即使不是所有维度都直接与基层医院医生相关，MDCP 仍然有助于在实际临床环境中制订和实施诊疗计划。

MDCP 如何应用于基层医院将通过下面的例子来说明。

病史

34 岁，女性，因既往病史提示 IBS 而就诊于基层医院医生。主要的症状包括腹痛、排稀粪和腹泻，腹痛在便后缓解并偶尔伴有排便急迫感。自从青少年开始，就有类似症状但不太严重，这次就诊的原因主要是症状影响了日常活动。她在一家快速发展的公司当行政主管，工作压力比较大，经常出差到不同的工作地点。

她承认大部分时间压力都比较大，而且跟伴侣的关系也比较紧张；她的伴侣总是挑战她的生活方式和人生目标，这让她想起童年经历的与父亲的紧张关系。她的病历记录上记载着青少年时她曾经由母亲带着来看基层医院医生，并主诉焦虑症状。她还有一个堂妹患有炎性肠病（inflammatory bowel disease，IBD），这使得她更加担心自己是否也患有这种疾病。她做过一整套检查包括全部代谢指标、全血细胞计数（complete blood count，CBC）、红细胞沉降率（erythrocyte sedimentation rate，ESR）、C 反应蛋白（C-reactive protein，CRP）和甲状腺功能，所有的检查结果都是正常的。

解痉药和补充纤维素治疗无效；她尝试减少咖啡、谷类食物和奶制品的摄入，症状仍没有明显改善。她拒绝使用任何精神类药物来改善自己的症状。

根据患者病史，MDCP 分类可能如下述：

A. 诊断分类：肠易激综合征（IBS）

B. 临床表现补充：肠易激综合征腹泻型（IBS-D）

C. 对日常活动的影响：中/重度

D. 心理社会学表现：工作压力；与伴侣关系紧张的压力；青少年时与父亲之间可能的支配或受虐关系。可能患有 IBD 的不确定性

E. 生理特征和生物学标志：目前不明确，初步评估无显著异常

对本例 MDCP 分类的解释：

A. 诊断分类：患者符合罗马Ⅳ的 IBS 诊断标准

B. 临床表现补充：患者症状与 IBS 腹泻型的模式一致，符合 IBS-D 亚型

C. 对日常活动的影响：中/重度。由于患者的日常生活和工作受消化道症状的影响，她作为行政主管的日常活动陷入困境

D. 心理社会学表现：要点是儿时与父亲相处的焦虑和冲突、与目前伴侣的尴尬关系、工作的压力，这些都是加重她腹痛和腹泻症状的强烈心理社会因素

E. 生理特征和生物学标志：尽管目前一线的检查是正常的，仍值得进一步检

查排除 IBD 和其他器质性疾病

总体评价

年轻女性，表现为典型的 IBS-D 特征。除表现出的 IBS 症状外，还有一些其他相关因素。迄今为止，并没有办法来减轻她的症状。她的生活明显受到了症状的不良影响，详细的处理计划是有帮助的。这个计划可能需要多方面参与，而不仅仅处理症状本身。排除其他的诊断可能是计划的一部分，即使这不能保证症状完全缓解。

在这种情况下基层医院医生应该明白的是，这个患者的症状仅通过应用治疗 IBS 的药物是不可能控制的。而且，患者不愿服用精神类药物，因此最有效的方法可能是联合应用针对胃肠道的药物和心理治疗。

治疗

目前，患者对解痉药治疗无效。下一步可选择的方法包括如下。

a) 止泻剂（如洛哌丁胺）：洛哌丁胺治疗 IBS-D 有效，尤其是伴有排便急迫感的患者。但洛哌丁胺是一种非特异性止泻剂，对 IBS 腹痛症状突出的患者疗效欠佳。

b) IBS-D 特异性治疗：有一些新药包括阿片受体激动剂/拮抗剂（艾沙度林）、抗生素（如利福昔明）或 5-羟色胺拮抗剂（阿洛司琼），这些药物对减轻腹痛和腹泻可能是有帮助的。

c) 低 FODMAP（可酵解的低聚糖、双糖、单糖、多元醇）饮食：不可吸收的食物可能经细菌代谢产生胀气并导致腹部膨胀，这种治疗方法通过减少这些食物摄入而发挥作用。这种饮食可能比少渣饮食和不作饮食调整更能改善症状。它的缺点是 FODMAP 的限制程度取决于饮食。

d) 益生菌：益生菌治疗 IBS-D 的数据仍不一致，但是一些特殊的益生菌已经证实对改善腹胀和腹泻等症状有效。

e) 精神类药物：尽管这个患者不想用这类药物，但是不妨让她知道这类药物低剂量时不是为了治疗心理问题而是能够有效改善症状。在这种情况下，她可能会接受低剂量三环类抗抑郁药（TCAs），从每晚 10mg 开始。

f) 心理干预：包括心理疏导，尤其侧重于焦虑和应激的管理。基层医疗机构越来越多地提供咨询服务。有数据表明儿童时期的受虐待经历与 IBS 发病相关，挖掘这些问题可能对患者有益。这例患者，转诊给心理专科医生来处理这些躯体症状可能会有帮助。认知行为治疗（cognitive behavioral therapy，CBT）和催眠疗法治疗 IBS 是有效的，也可以考虑。

g）还需要检查是否存在其他器质性疾病：因为患者的堂妹患有 IBD，建议转诊至消化专科医生处或做结肠镜，粪便钙卫蛋白等其他筛查也可以帮助决定是否转诊。即使现有的资料（无粪便带血的证据或其他任何异常实验室检查）不能完全证实侵入性检查的必要性，检查结果正常也会起到安慰作用。而且，这是一种慢性疾病，所以至少做一次结肠镜也是有意义的，为将来的治疗提供保证。

这个例子阐明了在实际临床中应用 MDCP 指导 IBS 患者多维度治疗的实用性。这种方法在大多数情况下并不是必需的，而且在大多数病例中也没有必要深究 MDCP 的所有维度。但 MDCP 的优势是形成一个整体而全面的方法，这对许多患者是有益的。这类方法已被认为是基层医疗工作的关键属性。MDCP 具有更多的优势，能够使患者以一种"透明"的方式参与到疾病管理中，并为患者提供安慰，即临床医生对其疾病诊治积极参与并感兴趣。

总　结

- MDCP 为 FGIDs 患者提供了诊断和治疗的策略性方法。
- 它使临床医生能够认识 FGIDs 的多维度特点并为此做出计划。
- 它非常适合在基层医院中使用，因为它反映出基层医院医生整体的、心理社会性的诊治方法。
- 它可以作为一个透明的计划，让患者参与其中，并减少了与临床医生疏远的风险。

（樊文娟　译，沙　悦　校）

参 考 文 献

Drossman DA, Chang L, Chey WD, Kellow J, Tack J, Whitehead WE, eds. Rome Ⅳ multidimensional clinical profile (MDCP) for functional gastrointestinal disorders. 2nd ed. Raleigh, NC: Rome Foundation, 2016.

Hungin AP, Mulligan C, Pot B, et al. Systematic review: probiotics in the management of lower gastrointestinal symptoms in clinical practice-an evidence-based international guide. Aliment Pharmacol Ther 2013 Oct; 38(8): 864-886. doi: 10.1111/apt.12460.

Shepherd SJ, Parker FC, Muir JG, et al. Dietary triggers of abdominal symptoms in patients with IBS: randomized placebo-controlled evidence. Clin Gastroenterol Hepatol 2008; 6(7): 765-771.

Spiller R, Aziz Q, Creed F, Emmanuel A, et al. Clinical Services Committee of The British Society of Gastroenterology. Guidelines on the irritable bowel syndrome: mechanisms and practical management. Gut 2007; 56(12): 1770-1798.

Staudacher HM, Whelan K, Irving PM, et al. Comparison of symptom response following advice for a diet low in fermentable carbohydrates (FODMAPs) vs. standard dietary advice in patients with IBS. J Hum Nutr Diet 2011; 25(5): 487-495.

12. 功能性胃肠病的多元文化特征

Ami D. Sperber，MD，MSPH

与前面版本不同，罗马Ⅳ功能性胃肠病（FGIDs）新增本章，专门介绍这些疾病的文化和跨文化因素的内容。新增本章的原因是源于全球不同的文化在这类疾病中日益增长的重要性和价值观。

本章节的目的如下：
- 为 FGIDs 提供更全面的视角
- 更清晰地认识文化、民族和种族在 FGIDs 中的作用
- 强调跨文化临床实践能力的重要性，尤其是在有多元文化背景患者的诊所

文化是指通过学习获得的为特定群体所共享的价值观、信仰、行为准则，它能指导人们按特定的模式去思考、抉择和行事。图 12-1 展示了文化和其他因素相互关联的概念模式，这些因素是理解 FGIDs 的核心。尽管事实通常比模式更复杂，这个模式的焦点：①患者；②医生；③食物和饮食习惯；④文化对症状解读和症状报告的影响。每种文化都是种族、人种、忌讳、伦理、宗教价值观及饮食的相

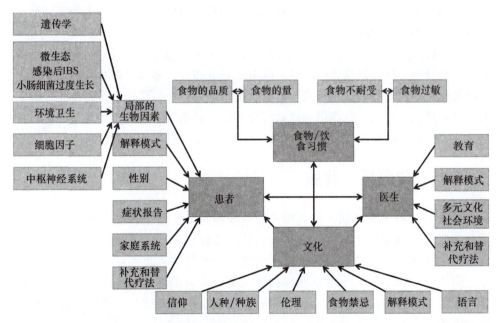

图 12-1　文化与 FGIDs 间相互作用的概念模式

关特征的特定组合，它可以影响患者的主诉和治疗型医患关系。

在不同的文化和地域中，对症状的解读和报告可能存在显著差异，如对便秘和腹泻的定义。在印度，每日排便 1 次可能被认为是便秘，因为素食者"正常"的排便次数通常更多。许多语言和文化中不存在与英文"bloating（腹胀）"和"distension（腹部膨胀）"相对应的词，所以可能被体验和报告为腹痛或饱胀。FGID 患病率的不同性别比，在不同文化中有不同的解释，尤其是肠易激综合征（IBS）中女性高患病率。

症状报告

由于 FGIDs 患者通过诊断性检查不能发现结构性疾病，这些患者通常认为他们的症状和主诉在医生和其他人眼中是不真实的。这些患者的主诉经过诊断性检查后常不能解释（多种医学不能解释的症状），往往合并纤维肌痛和慢性疲劳综合征及健康相关的焦虑。

Rahim-Williams 等关于不同种族人群对试验性躯体疼痛反应的综述显示，与西班牙裔美国人相比，非洲裔美国人的疼痛阈值更低，对阈值以上刺激的疼痛分级更高，而西班牙裔比非西班牙裔白种人疼痛敏感性更高。非洲裔美国人报告的症状严重程度更重，与躯体疼痛相关的功能失能更多。

一项来自 8 个国家（美国、墨西哥、伊朗、英国、意大利、加拿大、印度和中国）IBS 的对照研究显示印度人报告的腹痛程度最低，而意大利人的评分最高（平均分为 25.4 比 70.9）。

即使使用同一种语言，在报告症状方面，医生和患者彼此误会的现象并不少见，尤其是当症状比较尴尬的时候。FGIDs 症状模糊，多种多样并且难以客观描述或量化。而且，每种文化和语言对症状的描述都存在口语化，即使在同一国家的不同地域也有不同。在将患者症状翻译为另一种语言的时候，尤其是在另一种语言找不到对等的词来表达的情况下，这个问题变得更为复杂。

症状报告差异：腹胀

腹胀是一种主观症状，与之相关的重要问题，如腹胀和餐后饱胀感是否不同？腹胀和腹痛是属于同一症状谱，只是严重程度不同？在中国，餐后饱胀感多局限于上腹部，而腹胀则是指近乎全腹部的胀气感。腹胀可能反映了腹部不适，而腹部不适是另一个难以准确翻译成其他语言的名词。在西班牙、意大利和拉丁美洲，没有对应的词汇表达腹胀，而通常用"炎症"这个词，会导致潜在的混淆。

是否餐后饱胀与腹胀不同？在许多语言中，包括英语、西班牙语和波斯语，餐后饱胀与腹胀是不同的。在中文中"胀"是用来形容感觉膨胀或膨隆，这个词被加上中文前缀"胃"，形成合成词"胃胀"，用来表示上腹部的饱胀感；"腹"表示腹部，而"肚"则是一个民间词汇，作为"胀"的前缀，组成为"腹胀"或"肚胀"。

是否腹胀、腹部不适、餐后饱胀和疼痛是同一症状谱的不同严重度？在IBS患者，腹部不适表现为一系列的症状，包括排便时的不适、腹胀、胀满、排便不尽感和排便急迫感。Spiegel等评估了123例美国IBS患者，发现88%认为疼痛和不适是不同的症状。作者们推断，由于腹部不适包含了各种相对模糊的症状，仅仅询问患者腹部不适可能不会得到有用信息，因为这个词太不特异。所以，"腹部不适"这个词不应该纳入诊断性问卷或流行病研究中。

中国人认为腹胀和腹痛感受是一个连续的症状谱，腹胀被看作腹痛较轻微的表现形式；然而在西方文化中，腹痛和腹部不适可被理解为独立、可共存的症状。同样，疼痛感觉的定位在西方人群和非西方人群也有所不同。中国患者常将疼痛定位在上腹，但是因为腹痛随排便而缓解，虽然没有定位在下腹，仍然符合IBS的罗马诊断标准。这种情况会导致诊断上的混淆，甚至将肠易激综合征（IBS）误诊为功能性消化不良（FD），结果不仅影响患者的治疗，也影响流行病学研究中FGIDs的患病率分布。

在中国台湾的一项研究中，50%的患者最初根据罗马I标准诊断为FD，实际上存在IBS，因为他们的上腹痛或不适在排便后可以缓解。同一研究中，应用罗马Ⅲ诊断标准，能够独立预测IBS重叠FD的唯一变量是餐后饱胀感。所以，位于胃十二指肠区域的餐后饱胀感，在便后缓解，也被认为是IBS的症状，即使没有腹痛症状。

总之，在跨文化和语言中，对"腹胀"这个词的理解存在问题，且存在不一致。在非英语的许多语言中，需要调整单词或词组，甚至使用术语来描述腹胀。从而降低"腹胀"这个有歧义的变量在跨文化、多国研究中的价值。腹胀和饱胀的区别似乎也受到社会文化因素的影响。

环境和局部"生物学"

生物因素，包括食物成分、低度炎症、免疫激活、肠道微生态和遗传差异，已经成为FGIDs病理生理学研究的重点。这些因素会受文化和种族的影响。此外，环境因素，如气候、水质和社会心理应激，可能与FGIDs的社会文化问题有关。其中的一些因素会在下面进行讨论。

食物

食物和食物禁忌

医生需要注意不同食物类型对患者个体的重要性。中国人、西班牙人和伊朗人相信疾病是由冷热失衡造成的，因此可以利用热和冷的特征来将疾病和食物分类，这些分类与食物的实际温度无关。例如，纽约的波多黎各人将"寒病"归因为"冷食"，如鳄梨、香蕉、椰子和白豆，他们相信这些食物可以冷却胃。

在中国传统医学（traditional Chinese medicine，TCM）里，疾病分为4种主要证候：寒症、热症、虚症和实症，根据阴阳、气血和症状的脏腑再进行分类。例如，IBS 腹泻型的辨证诊断以肝郁气滞、脾气虚为常见，属于寒症、虚症。生姜在中医中属温性，28%的中国 IBS 患者以喝姜汤来改善症状，其中 43.5%的患者认为生姜有效。

食物、饮食习惯和功能性胃肠病症状的关系

在相当一部分 FGIDs 患者中，饮食可以诱发或加重症状；可以预期，不同国家和种族的饮食习惯差异对 IBS 症状的患病率可能有很大影响。但是相关资料比较少。

不论摄入什么食物，IBS 患者总是抱怨有食物相关症状，虽然不同地域的饮食习惯存在差异。因此特异的"症状归因"因文化和地区而异。

在一项来自韩国 319 名医学预科生的研究中，29.2%符合罗马Ⅲ IBS 诊断标准，IBS 患者和非 IBS 患者在热量摄入、对韩国推荐的每日饮食习惯的遵循、每日摄入的蛋白质、脂肪和碳水化合物比例方面没有差异。IBS 和饮食习惯间的因果关系尚无法证实。进食富含辣椒素的食物可以在 FD 患者中诱发腹痛、腹部烧灼感，而这类食物在韩国、泰国和马来西亚十分受青睐。

拉丁美洲的 IBS 患者也将他们的症状与食物联系起来。在墨西哥，IBS 患者主诉高脂肪食物、辛辣或重口味食物及豆荚（豆类）最容易诱发 IBS 症状。

在巴西，许多食物相关的信念来自于他们世代传递的食物禁忌。老年人不应该进食肥甘厚腻的食物，西瓜和葡萄酒一起食用会导致"消化不良"，主餐进食煎鸡蛋对健康有害，脂肪、猪肉和巧克力"对肝脏有害"。许多 IBS 患者抱怨他们进食的任何食物都让他们"觉得对胃不好"，他们将自己的功能性症状归因于继发的"肝功能障碍"。

总之，在绝大多数文化中，食物在 FGIDs 患者症状归因和报告中起了重要作用，医生应该注意到这些相关性。饮食在患者的疾病解释模式中起着核心作用（下文详细讨论）。在临床诊疗中，医生应当理解食物和饮食的文化内涵及意义。

感染后肠易激综合征

近期感染后肠易激综合征（PI-IBS）相关研究结果为 PI-IBS 病理生理机制提供了新的视角。根据"卫生学假设"，西方国家 IBS 高患病率可能与公共和个人卫生条件好有关，这导致早年对肠道病原体暴露不足。按照这一理论，在不发达国家早年暴露于病原体可能防止成年后发生 IBS。然而，这种理论似乎与肠道感染普遍存在的国家 IBS 患病率也高相矛盾。在墨西哥，PI-IBS 的患病率为 5%，与世界其他区域相比处于较低水平。

文化和临床实践

解释模式与多元文化环境下的医疗工作

文化对健康和医疗的影响可表现在对疾病的信念、对症状的表述及学习获得的应对方式。患者对症状或解释模式的信念会影响他们的担忧、焦虑和对诊疗过程的期望。许多因素会参与到解释模式的形成中，包括文化背景、社会经济状态、教育水平和性别。

识别患者的解释模式有助于改善医生和那些有无法解释的症状和慢性疾病患者之间复杂和有挑战性的沟通，能帮助在医生和患者的信念和态度的背景下建立有效的治疗合作关系（图 12-2）。由于 FGIDs 病因不清楚，相比那些具有明确的生物学基础和诊断标准的疾病而言，FGIDs 患者对疾病的认识更易受到文化因素影响。

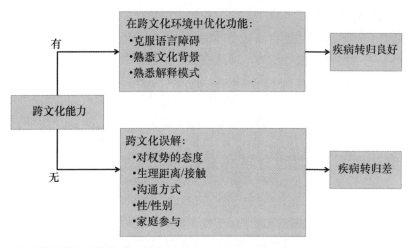

图 12-2 健康保健系统中的能力：医生

表 12-1 列出了一些和患者解释模式有关的问题和因素。患者需要经历数

个阶段来接受慢性疾病的现实。文化能力包括克服任何语言障碍（语言能力）、理解患者形成其疾病解释模式所处的文化背景。所有的医患关系都存在潜在跨文化间的误解，包括对权威、身体接触、沟通方式、性别、性和家庭参与的不同态度。

表 12-1　患者的解释模式

特征：
- 每次发病的特殊情况
- 在现实情况和急迫的问题上思虑
- 专注于个人的经验、困惑、知识的来源和手头上的资源

问题：
- 我生病的原因是什么？
- 我为何偏偏要在这个时间生病？
- 这个病在我的身体里是怎么发生的？
- 我会怎么样？这个病会对我造成什么影响？
- 这个病应该怎么治？

虽然文化归属和信念非常重要，但不能理所当然地认为这些在每个病例中都占有主要作用。文化信念会影响患者的选择和决定，但不是决定性因素，所以在考虑文化因素时，医生应避免陷入文化刻板。

文化和种族可能会影响诊断过程和治疗结局。一系列研究表明患者的种族背景会对诊断评价和医生开具处方造成影响。实际上，患者的种族可能更多地影响治疗决策，而不是疾病本身。尤其是，如果医生和患者来自不同的文化或种族背景，他们的解释模式会发生冲突，成为理想临床疗效的障碍。

因此，一些种族群体更容易接受非优化的医疗服务。在一些文化亚群中许多人缺乏足够的"健康文化"能力，即适应医疗系统中各个方面的能力。移民患者如果没有牢固掌握当地语言，可能很难理解诊断、出院医嘱和推荐治疗方案，这使得患者处于不能遵从医嘱和不良健康转归的危险境地（图 12-3）。医生意识到这些阻碍良好健康转归的潜在障碍，是克服障碍的第一步。

家庭中疾病行为动力学和文化

家庭关系可能会明显影响患者的疾病体验。在不同文化中，家庭组成存在较大差异，这会影响患者的社会和个体支持关系网，同时也影响如何与医生建立医患关系。疾病方面的文化信仰系统在家庭内部显得最为显著。家庭关系会影响 FGIDs 患者的 IBS 疾病体验，因为家庭活动是传播文化价值的主要场所，如前所述，家庭结构随文化不同而存在较大差异。

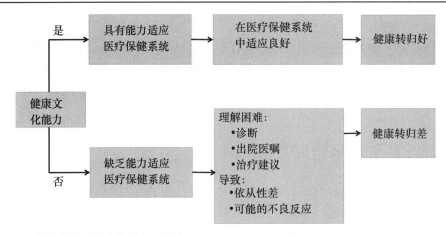

图 12-3　健康保健系统中的能力：患者

一项国际研究结果表明，患者对家庭支持的感受与症状的痛苦程度存在相关性。家庭支持好的患者痛苦程度低，而家庭内部冲突则与痛苦程度高相关。所以，紧张的家庭关系对 IBS 患者是不利的。这种相关性的因果关系尚不清楚，因为慢性疾病和症状痛苦程度对家庭关系可能有负面影响，或家庭冲突可能导致症状的痛苦程度更高，抑或两者都有。

补充和替代疗法的应用

美国国家补充和替代医疗中心将补充和替代疗法（complementary and alternative medicine，CAM）定义为西方或常规主流医疗以外的医疗方式。尽管 CAM 在世界范围内被广泛使用，不同地区和文化中采用的 CAM 种类和广泛程度差别很大。在西方国家，女性、中青年、受教育水平高和家庭收入高的患者更常使用 CAM。在尼日利亚的城市地区，男性和低社会经济地位患者更愿意使用 CAM。

在不同国家和跨文化间比较 CAM 的使用模式是比较困难的，因为不同地区和文化的 CAM 定义和可用性差别很大。在一个国家被认为是典型的 CAM 疗法，在另一个国家则可能被视为常规和主流治疗。仅有少数研究将 CAM 用于胃肠疾病的治疗，用于 FGIDs 治疗的研究更少。

Tilburg 等研究了美国健康维护组织（HMO）的 1012 名 FGID 患者，35%的患者在过去的 3 个月内使用 CAM，最常用的治疗方式包括采用生姜、按摩和瑜伽。CAM 的使用与女性、年轻、接受过大学教育、焦虑、抑郁、躯体化和生活质量下降相关。使用 CAM 者对肠道症状的缓解更不满意。对内科医生提供的治疗是否满意并不预示着 CAM 的使用，使用 CAM 也不会降低患者继续使用常规治疗的意愿。

由于FGIDs的疾病性质不清楚且缺乏满意的治疗方法,可以预期FGIDs患者可能比其他患者更多地使用CAM。而在不同文化中,预期CAM治疗FGIDs在数量和质量上会有所差别,但是有关这个问题资料很少。未来的研究需要优化和更好地理解FGID患者对CAM治疗的态度,将CAM更好地整合到这些患者的治疗中。

结论和对未来研究方向的建议

尽管跨文化因素对FGIDs的发展和临床经过影响很大,但在临床实践和研究中这个领域都常被忽视。我们对FGIDs知之甚少,其病因、预后和临床经过均不明确,对此医生能识别(跨文化临床能力)并整合到医患关系中,会对临床转归产生积极影响。此外,在基础、临床和转化研究中培养跨文化能力,开展卓有成效的多国、跨文化研究,能够为理解这类疾病潜在的生物学因素和社会心理因素做出巨大贡献,从而促进研发有效的治疗方案。

(樊文娟 译,沙 悦 校)

参 考 文 献

Carrillo JE, Green AR, Betancourt JR. Cross-cultural primary care: a patient-based approach. Ann Intern Med 1999; 130: 829-834.

Dimsdale JE. Stalked by the past: the influence of ethnicity on health. Psychosom Med 2000; 62: 161-170.

Eisenberg L. Disease and illness. Distinctions between professional and popular ideas of sickness. Cult Med Psychiatry 1977; 1: 9-23.

Eisenberg DM, Davis RB, Ettner SL, et al. Trends in alternative medicine use in the United States, 1990 - 1997: results of a follow-up national survey. JAMA 1998; 280: 1569-1575.

Gerson MJ, Gerson CD, Awad RA, et al. An international study of irritable bowel syndrome: family relationships and mind-body attributions. Soc Sci Med 2006; 62: 2838-2847.

Gerson CD, Gerson MJ, Awad RA, et al. Irritable bowel syndrome: an international study of symptoms in eight countries. Eur J Gastroenterol Hepatol 2008; 20: 659-667.

Health literacy: report of the Council on Scientific Affairs. Ad Hoc Committee on Health Literacy for the Council on Scientific Affairs, American Medical Association. JAMA 1999; 281: 552-557.

Helman CG. Communication in primary care: the role of patient and practitioner explanatory models. Soc Sci Med 1985; 20: 923-931.

Jung HJ, Park MI, Moon W, et al. Are Food Constituents Relevant to the Irritable Bowel Syndrome in Young Adults? A Rome III Based Prevalence Study of the Korean Medical Students. J Neurogastroenterol Motil 2011; 17: 294-299.

Lu CL, Lang HC, Chang FY, et al. Prevalence and health/social impacts of functional dyspepsia in Taiwan: a study based on the Rome criteria questionnaire survey assisted by endoscopic exclusion among a physical check-up population. Scand J Gastroenterol 2005; 40: 402-411.

Mahadeva S, Yadav H, Rampal S, et al. Ethnic variation, epidemiological factors and quality of life impairment associated with dyspepsia in urban Malaysia. Aliment Pharmacol Ther 2010; 31: 1141-1151.

National Center for Complementary and Alternative Medicine. Complementary, alternative, or integrative health: what's in a name? 2013 [cited 2013]. Available from: http://nccam.nih.gov/health/whatiscam.

Onyiapat JL, Okoronkwo IL, Ogbonnaya NP. Complementary and alternative medicine use among adults in Enugu, Nigeria. BMC Complement Altern Med 2011; 11: 19.

Rahim-Williams FB, Riley JL 3rd, Herrera D, et al. Ethnic identity predicts experimental pain sensitivity in African Americans and Hispanics. Pain 2007; 129: 177-184.

Ramalho RA, Saunders C. The nutrition education role in the combat against micronutrient deficiencies [Portuguese]. Rev Nutr 2000; 13: 11-16.

Schmulson M, Vargas JA, López-Colombo A, et al. Prevalence and clinical characteristics of the IBS subtypes according to the Rome III criteria in patients from a clinical, multicentric trial. A report from the Mexican IBS Working Group. Rev Gastroenterol Mex 2010; 75: 427-438.

Spandorfer JM, Karras DJ, Hughes LA, et al. Comprehension of discharge instructions by patients in an urban emergency department. Ann Emerg Med 1995; 25: 71-74.

Spiegel BM, Bolus R, Agarwal N, et al. Measuring symptoms in the irritable bowel syndrome: development of a framework for clinical trials. Aliment Pharmacol Ther 2010; 32: 1275-1291.

van Tilburg MA, Palsson OS, Levy RL, et al. Complementary and alternative medicine use and cost in functional bowel disorders: a six-month prospective study in a large HMO. BMC Complement Altern Med 2008; 8: 46.

Wang W, Fang X, Zhu L, et al. A survey on relationships between foods and symptoms of patients with irritable bowel syndrome [Chinese with English abstract]. Chin J Gastroenterol 2012; 17: 110-114.

附录
功能性胃肠病罗马Ⅳ诊断标准[*]

[*] 引自《罗马Ⅳ：功能性胃肠病/肠-脑互动异常》附文 A，方秀才翻译，柯美云审校。

A. 食管疾病（esophageal disorders）

A1. 功能性胸痛（functional chest pain）

诊断标准* 必须包括以下***所有***条件：

1. 胸骨后疼痛或不适**
2. 无烧心和吞咽困难等与食管相关的症状
3. 无胃食管反流或嗜酸性粒细胞性食管炎导致该症状的证据
4. 无主要的食管动力障碍性疾病†

* 诊断前症状出现至少 6 个月，近 3 个月符合以上诊断标准，且症状出现频度为至少每周 1 日

** 必须排除心源性胸痛的诊断

† 指贲门失弛缓症/食管胃连接部（EGJ）流出道梗阻、弥漫性食管痉挛、jackhammer 食管、蠕动缺失

A2. 功能性烧心（functional heartburn）

诊断标准* 必须包括以下***所有***条件：

1. 胸骨后烧灼样不适或疼痛
2. 优化的抑酸治疗症状无减轻
3. 无胃食管反流**或嗜酸性粒细胞性食管炎导致该症状的证据
4. 无主要的食管动力障碍性疾病†

* 诊断前症状出现至少 6 个月，近 3 个月符合以上诊断标准，且症状出现频度为至少每周 2 日

** 酸暴露时间增加和（或）反流相关症状

† 指贲门失弛缓症/食管胃连接部（EGJ）流出道梗阻、弥漫性食管痉挛、jackhammer 食管、蠕动缺失

A3. 反流高敏感（reflux hypersensitivity）

诊断标准* 必须包括以下***所有***条件：

1. 胸骨后症状，包括烧心和胸痛
2. 内镜检查正常，无嗜酸性粒细胞性食管炎导致该症状的证据
3. 无主要的食管动力障碍性疾病**
4. 有反流事件诱发症状的证据，但 pH 或 pH-阻抗监测显示食管酸暴露正常†

* 诊断前症状出现至少 6 个月，近 3 个月符合以上诊断标准，且症状出现频度为至少每周 2 日

** 指贲门失弛缓症/食管胃连接部（EGJ）流出道梗阻、弥漫性食管痉挛、jackhammer 食管、蠕动缺失

† 对抑酸治疗有效不排除此诊断

A4. 癔球症（globus）

诊断标准 必须包括以下**所有**条件：*

1. 持续性或间断性的、非疼痛性的咽喉部哽咽感或异物感，体格检查、喉镜或内镜检查未发现结构性病变
   a. 感觉在餐间出现
   b. 无吞咽困难或吞咽疼痛
   c. 食管近端无胃黏膜异位
2. 无胃食管反流或嗜酸性粒细胞性食管炎导致该症状的证据
3. 无主要的食管动力障碍性疾病**

* 诊断前症状出现至少6个月，近3个月符合以上诊断标准，且症状出现频度为至少每周1日
** 指贲门失弛缓症/食管胃连接部（EGJ）流出道梗阻、弥漫性食管痉挛、jackhammer食管、蠕动缺失

A5. 功能性吞咽困难（functional dysphagia）

诊断标准 必须包括以下**所有**条件：*

1. 固体和（或）液体食物通过食管时有黏附、滞留或通过异常的感觉
2. 无食管黏膜或结构异常导致该症状的证据
3. 无胃食管反流或嗜酸性粒细胞性食管炎导致该症状的证据
4. 无主要的食管动力障碍性疾病**

* 诊断前症状出现至少6个月，近3个月符合以上诊断标准，且症状出现频度为至少每周1日
** 指贲门失弛缓症/食管胃连接部（EGJ）流出道梗阻、弥漫性食管痉挛、jackhammer食管、蠕动缺失

B. 胃十二指肠疾病（gastroduodenal disorders）

B1. 功能性消化不良**（functional dyspepsia，FD）

诊断标准*

1. 包括以下 *1项或多项*：
   a. 餐后饱胀不适
   b. 早饱不适感
   c. 中上腹痛#
   d. 中上腹烧灼不适

   和

2. 无可以解释上述症状的结构性疾病的证据（包括胃镜检查）

* 诊断前症状出现至少6个月，近3个月符合以上诊断标准
** 诊断 B1a. PDS 和（或）B1b. EPS 必须符合以上标准

（# 英文原文为 bothersome epigastric pain，意思是指令人不适的中上腹痛——主译注）

B1a. 餐后不适综合征（postprandial distress syndrome，PDS）

诊断标准* *必须包括以下 **1 项或 2 项**，且至少每周 3 日：*

1. 餐后饱胀不适（以致影响日常活动）
2. 早饱不适感（以致不能完成平常餐量的进食）

常规检查（包括胃镜检查）未发现可解释上述症状的器质性、系统性或代谢性疾病的证据

* 诊断前症状出现至少 6 个月，近 3 个月符合以上诊断标准

支持诊断的条件

1. 也可存在餐后中上腹痛或烧灼感、中上腹胀气、过度嗳气和恶心
2. 呕吐要考虑其他病症
3. 烧心不是消化不良的症状，但常与本病并存
4. 如症状在排便或排气后减轻，通常不应将其考虑为消化不良的症状
5. 其他个别消化症状或症状群（如 GERD 和 IBS 症状）可与 PDS 并存

B1b. 上腹痛综合征（epigastric pain syndrome，EPS）

诊断标准* *必须包括以下 **1 项或 2 项**，且至少每周 1 日：*

1. 中上腹痛#（以致影响日常活动）
2. 中上腹烧灼不适（以致影响日常活动）

常规检查（包括胃镜检查）未发现可解释上述症状的器质性、系统性或代谢性疾病的证据

* 诊断前症状出现至少 6 个月，近 3 个月符合以上诊断标准

支持诊断的条件

1. 疼痛可因进餐诱发或缓解，或者可发生在空腹时
2. 也可存在餐后中上腹胀气、嗳气和恶心
3. 持续呕吐提示可能为其他病症
4. 烧心不是消化不良的症状，但常与本病并存
5. 疼痛不符合胆囊或 Oddi 括约肌功能障碍的诊断标准
6. 如症状在排便或排气后减轻，通常不应将其考虑为消化不良的症状
7. 其他消化症状（如 GERD 和 IBS 症状）可与 PDS 并存

（# 英文原文为 bothersome epigastric pain，意思是指令人不适的中上腹痛——主译注）

B2. 嗳气症（belching disorders）

诊断标准*

令人不适的嗳气（以致影响日常活动），源自食管或胃，症状超过每周3日

B2a. 过度胃上嗳气（源自食管）（excessive supragastric belching）

B2b. 过度胃嗳气（源自胃）（excessive gastric belching）

支持诊断标准*

1. 观察到频繁、反复的嗳气，支持胃上嗳气
2. 胃嗳气尚无明确的临床关联
3. 必要时需要进行腔内阻抗检测来区分胃上嗳气和胃嗳气

* 诊断前症状出现至少6个月，近3个月符合以上诊断标准

B3. 恶心和呕吐症（nausea and vomiting disorders）

B3a. 慢性恶心呕吐综合征（chronic nausea and vomiting syndrome）

诊断标准*　*必须包括以下**所有**条件：*

1. 令人不适的恶心（以致影响日常活动），出现至少每周1日，和（或）呕吐发作每周1次或多次
2. 不包括自行诱发的呕吐、进食障碍、反食或反刍
3. 常规检查（包括胃镜检查）未发现可解释上述症状的器质性、系统性或代谢性疾病的证据

* 诊断前症状出现至少6个月，近3个月符合以上诊断标准

B3b. 周期性呕吐综合征（cyclic vomiting syndrome，CVS）

诊断标准*　*必须包括以下**所有**条件：*

1. 有固定模式的发作性呕吐，呈急性发作，持续时间少于1周
2. 最近1年内间断发作3次，近6个月至少发作2次、间隔至少1周
3. 发作间歇期无呕吐，但可以存在其他的轻微症状

* 诊断前症状出现至少6个月，近3个月符合以上诊断标准

支持点

有偏头痛史或偏头痛家族史

B3c. 大麻素剧吐综合征（cannabinoid hyperemesis syndrome，CHS）

*诊断标准** 必须包括以下**所有**条件：
1. 固定模式的呕吐发作，在发作形式、时间和频度上与周期性呕吐综合征（CVS）类似
2. 在长时间使用大麻后发病
3. 在坚持戒断使用大麻后，呕吐发作减轻

*诊断前症状出现至少6个月，近3个月符合以上诊断标准

支持点

可能与病态的沐浴行为有关（长时间用热水泡澡或淋浴）

B4. 反刍综合征（rumination syndrome）

*诊断标准** 必须包括以下**所有**条件：
1. 持续或反复发作地将刚咽下的食物反入口腔中，继之吐出或再咀嚼后咽下
2. 反刍之前无干呕

*诊断前症状出现至少6个月，近3个月符合以上诊断标准

支持条件
1. 毫不费力的反刍之前通常无恶心
2. 反出物含有可辨认的食物，无异味
3. 反出物变酸味后发作趋于停止

C. 肠道疾病（bowel disorders）

C1. 肠易激综合征（irritable bowel syndrome）

*诊断标准**

反复发作的腹痛，近3个月内平均发作至少每周1日，伴有以下**2项或2项以上**：
1. 与排便相关
2. 伴有排便频率的改变
3. 伴有粪便性状（外观）改变

*诊断前症状出现至少6个月，近3个月符合以上诊断标准

IBS 亚型（见下页）

IBS 亚型诊断标准

主导型的排便习惯是基于粪便性状，至少有一次排便不正常的天数*

IBS 便秘型（**IBS with predominant constipation**，**IBS-C**）：＞1/4（25%）的排便为 Bristol 粪便性状 1 型或 2 型，且＜1/4（25%）的排便为 Bristol 粪便性状 6 型或 7 型。*在流行病学或临床工作中采用：患者报告的不正常排便通常为便秘（如 Bristol 粪便性状量表图中的 1 型或 2 型）。*

IBS 腹泻型（**IBS with predominant diarrhea**，**IBS-D**）：＞1/4（25%）的排便为 Bristol 粪便性状 6 型或 7 型，且＜1/4（25%）的排便为 Bristol 粪便性状 1 型或 2 型。*在流行病学或临床工作中采用：患者报告的不正常排便通常为腹泻（如 Bristol 粪便性状量表图中的 6 型或 7 型）。*

IBS 混合型（**IBS with mixed bowel habits**，**IBS-M**）：＞1/4（25%）的排便为 Bristol 粪便性状 1 型或 2 型，且＞1/4（25%）的排便为 Bristol 粪便性状 6 型或 7 型。*在流行病学或临床工作中采用：患者报告不正常排便通常为便秘和腹泻（参照 Bristol 粪便性状量表，在不正常排便中超过 1/4 为便秘、超过 1/4 为腹泻）。*

IBS 不定型（**IBS unclassified**，**IBS-U**）：患者符合 IBS 的诊断标准，但其排便习惯无法准确归入以上 3 型中的任何一型，故称之为不定型。*在流行病学或临床工作中采用：患者报告的不正常排便（便秘和腹泻）为少见。*

在临床药物试验中，建议 IBS 分型应基于至少 2 周的症状日记，以"25%为尺度"。

* IBS 分型与排便习惯异常有关（IBS-C、IBS-D 和 IBS-M），评定患者时应停用针对排便异常的药物。

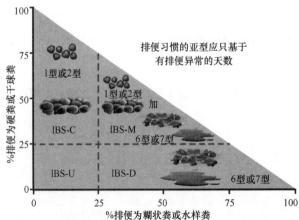

C2. 功能性便秘（functional constipation，FC）

*诊断标准**

1. 必须包括下列 *2 项或 2 项以上*****：
   a. 1/4（25%）以上的排便感到费力
   b. 1/4（25%）以上的排便为干球粪或硬粪（Bristol 粪便性状量表 1～2 型）
   c. 1/4（25%）以上的排便有不尽感
   d. 1/4（25%）以上的排便有肛门直肠梗阻/堵塞感
   e. 1/4（25%）以上的排便需要手法辅助（如用手指协助排便、盆底支持）
   f. 每周自发排便（SBM）少于 3 次
2. 不用泻剂时很少出现稀粪
3. 不符合肠易激综合征的诊断标准

* 诊断前症状出现至少 6 个月，近 3 个月符合以上诊断标准

** 以研究为目的时，如患者符合阿片引起的便秘（opioid-induced constipation，OIC）的诊断标准，就不应诊断为 FC，因为难以区分阿片的副作用和其他原因的便秘。但临床医生要注意 FC 和阿片引起的便秘二者可重叠

C3. 功能性腹泻（functional diarrhea）

*诊断标准**

25%以上的排便为松散粪或水样粪****，且不伴有明显的腹痛或腹胀不适

* 诊断前症状出现至少 6 个月，近 3 个月符合以上诊断标准

** 应排除符合腹泻型肠易激综合征（IBS-D）诊断标准的患者

C4. 功能性腹胀/腹部膨胀（functional bloating/distension）

*诊断标准** *必须包括下列 2 项*：

1. 反复出现腹胀和（或）腹部膨胀，平均至少为每周 1 日；腹胀和（或）腹部膨胀较其他症状突出****
2. 不符合肠易激综合征、功能性便秘、功能性腹泻或餐后不适综合征的诊断标准

* 诊断前症状出现至少 6 个月，近 3 个月符合以上诊断标准

** 腹胀可伴有轻度腹痛以及轻微的排便异常

C5. 非特异性功能性肠病（unspecified functional bowel disorder）

*诊断标准**

肠道症状不能归咎于器质性疾病，也不符合 IBS、功能性便秘、功能性腹泻、功能性腹胀/腹部膨胀的诊断标准

* 诊断前症状出现至少 6 个月，近 3 个月符合以上诊断标准

C6. 阿片引起的便秘（opioid-induced constipation，OIC）

诊断标准

1. 在开始使用阿片、改变剂型或增加剂量过程中新出现的或加重的便秘症状，且必须包括下列 *2 项或 2 项以上*：
   a. 1/4（25%）以上的排便感到费力
   b. 1/4（25%）以上的排便为干球粪或硬粪（Bristol 粪便性状量表 1～2 型）
   c. 1/4（25%）以上的排便有不尽感
   d. 1/4（25%）以上的排便有肛门直肠梗阻/堵塞感
   e. 1/4（25%）以上的排便需要手法辅助（如用手指协助排便、盆底支持）
   f. 每周自发排便（SBM）少于 3 次
2. 不用泻剂时很少出现稀粪

D. 中枢介导的胃肠道疼痛病（centrally mediated disorders of GI pain）

D1. 中枢介导的腹痛综合征**（centrally mediated abdominal pain syndrome，CAPS）

诊断标准*　　*必须包括下列**所有**条件*：

1. 持续或近乎持续的腹痛
2. 与生理行为（如进餐、排便或月经）无关或偶尔有关†
3. 疼痛使日常活动的某些方面受限††
4. 疼痛不是伪装的
5. 腹痛不能用其他的结构性疾病、功能性胃肠病或其他的疾病情况来解释

* 诊断前症状出现至少 6 个月，近 3 个月符合以上诊断标准
** CAPS 与合并的心理社会问题有独特的相关性，但尚缺乏一个专门病名用于其诊断
† 可能存在一定程度的胃肠功能紊乱
†† 日常功能应包括工作、性生活、社会/消遣活动、家庭生活和自理或照顾他人能力的下降

D2. 麻醉剂肠道综合征/阿片引起的胃肠道痛觉过敏（narcotic bowel syndrome/ opioid-induced GI hyperalgesia）

诊断标准 必须包括下列***所有***条件：

1. 慢性或频繁出现的腹痛*，急性大剂量或长期使用麻醉剂治疗
2. 疼痛的性质和强度不能用目前或此前诊断的胃肠疾病**来解释
3. 具备以下 *2 项或 2 项以上*：
   a. 沿用或逐渐加大麻醉剂的用量，疼痛不能完全缓解，甚至加重
   b. 减小麻醉剂用量时，疼痛明显加重；加至原剂量时疼痛改善[冲高回落效应（soar and crash）]
   c. 疼痛发作频率、持续时间和严重程度进行性加重

* 必须大多数天数出现疼痛

** 患者可能有结构性疾病的诊断（如炎症性肠病、慢性胰腺炎），但这些疾病的特点或活动性不足以解释患者的疼痛

E. 胆囊和 Oddi 括约肌疾病（gallbladder and sphincter of Oddi disorders）

E1. 胆源性疼痛（biliary pain）

诊断标准

疼痛位于中上腹和（或）右上腹，并符合以下***所有***条件：

1. 疼痛逐渐加重至稳定水平，持续 30 分钟或更长时间
2. 发作间歇期不等（不是每日发作）
3. 疼痛程度以致影响患者的日常活动或迫使患者急诊
4. 与排便的相关性不明显（<20%）
5. 改变体位**或**抑酸治疗疼痛无明显减轻（<20%）

支持条件

疼痛可伴有以下表现：

1. 恶心和呕吐
2. 放射至背部和（或）右肩胛下区
3. 半夜痛醒

E1a. 胆囊功能障碍（functional gallbladder disorder）

诊断标准 必须包括以下 *2 项*：

1. 符合胆源性疼痛的诊断标准*
2. 无胆囊结石或其他结构性疾病

支持标准

1. 胆囊核素显像显示胆囊排空指数低
2. 肝酶、结合胆红素和淀粉酶/脂肪酶正常

* ***胆源性疼痛的诊断标准***：疼痛位于中上腹和（或）右上腹，并符合以下**所有**条件：①疼痛逐渐加重至稳定水平，持续 30 分钟或更长时间；②发作间歇期不等（不是每日发作）；③疼痛程度以致影响患者的日常活动或迫使患者急诊；④与排便的相关性不明显（＜20%）；⑤改变体位**或**抑酸治疗疼痛无明显减轻（＜20%）

E1b. 胆管 Oddi 括约肌功能障碍（functional biliary sphincter of Oddi disorder）

诊断标准　必须包括以下***所有***条件：

1. 符合胆源性疼痛的诊断标准*
2. 肝酶升高或胆管扩张，但非同时存在
3. 无胆管结石或其他结构性异常

支持标准

1. 淀粉酶/脂肪酶正常
2. Oddi 括约肌压力测定异常
3. 肝胆核素显像异常

* ***胆源性疼痛的诊断标准***：疼痛位于中上腹和（或）右上腹，并符合以下**所有**条件：①疼痛逐渐加重至稳定水平，持续 30 分钟或更长时间；②发作间歇期不等（不是每日发作）；③疼痛程度以致影响患者的日常活动或迫使患者急诊；④与排便的相关性不明显（＜20%）；⑤改变体位**或**抑酸治疗疼痛无明显减轻（＜20%）

E2. 胰管 Oddi 括约肌功能障碍（functional pancreatic sphincter of Oddi disorder）

诊断标准　必须包括以下***所有***条件：

1. 有记录的反复发作的胰腺炎［典型疼痛伴淀粉酶或脂肪酶升高＞正常值 3 倍和（或）急性胰腺炎的影像学证据］
2. 排除了其他病因的胰腺炎
3. 超声内镜检查阴性
4. 括约肌压力测定异常

F. 肛门直肠疾病（anorectal disorders）

F1. 大便失禁（fecal incontinence）

*诊断标准**

年龄至少 4 岁，反复发生不能控制的粪质排出

* 近 3 个月符合以上诊断标准。以研究为目的时，症状出现至少 6 个月，近期大便失禁 2～4 次，超过 4 周

F2. 功能性肛门直肠疼痛（functional anorectal pain）

F2a. 肛提肌综合征（levator ani syndrome）

*诊断标准** 必须包括以下**所有**条件：*

1. 慢性或复发性直肠疼痛或隐痛
2. 发作持续 30 分钟或更长时间
3. 向后牵拉耻骨直肠肌时有触痛
4. 排除其他原因导致的直肠疼痛，如缺血、炎症性肠病、肌间脓肿、肛裂、血栓性痔、前列腺炎、尾骨痛和明显的盆底结构性改变

* 诊断前症状出现至少 6 个月，近 3 个月符合以上诊断标准

F2b. 非特异性功能性肛门直肠疼痛（unspecified functional anorectal pain）

*诊断标准**

符合肛提肌综合征的症状诊断标准，向后牵拉耻骨直肠肌时无触痛

* 诊断前症状出现至少 6 个月，近 3 个月符合以上诊断标准

F2c. 痉挛性肛门直肠疼痛（proctalgia fugax）

*诊断标准** 必须包括以下**所有**条件：*

1. 反复发作的位于直肠部的疼痛，与排便无关
2. 发作持续数秒至数分钟，最长时间 30 分钟
3. 发作间歇期无肛门直肠疼痛
4. 排除其他原因导致的直肠疼痛，如缺血、炎症性肠病、肌间脓肿、肛裂、血栓性痔、前列腺炎、尾骨痛和明显的盆底结构性改变

* 以研究为目的时，诊断前症状出现至少 6 个月，近 3 个月符合以上诊断标准

F3. 功能性排便障碍（functional defecation disorders，FDD）

*诊断标准** 必须符合以下**所有**条件：*

1. 患者必须符合功能性便秘和（或）便秘型肠易激综合征的诊断标准
2. 在反复试图排便过程中，经以下 **3 项检查中的 2 项** 证实有特征性排出功能下降：
   a. 球囊逼出试验异常
   b. 压力测定或肛周体表肌电图检查显示肛门直肠排便模式异常
   c. 影像学检查显示直肠排空能力下降

* 诊断前症状出现至少 6 个月，近 3 个月符合以上诊断标准

符合 FDD 诊断标准的患者进一步分为 F3a 和 F3b

F3a. 排便推进力不足（inadequate defecatory propulsion）

诊断标准[*]

压力测定显示直肠推进力不足，伴或不伴肛门括约肌和（或）盆底肌不协调性收缩[**]

[*] 诊断前症状出现至少 6 个月，近 3 个月符合以上诊断标准

[**] 该检查标准应采用年龄和性别相应的正常值

F3b. 不协调性排便（dyssynergic defecation）

诊断标准[*]

肛周体表肌电图或压力测定显示在试图排便过程中，盆底不协调性收缩，但有足够的推进力[**]

[*]诊断前症状出现至少 6 个月，近 3 个月符合以上诊断标准

[**] 该检查标准应采用年龄和性别相应的正常值

G. 儿童功能性胃肠病：婴儿/幼儿（childhood functional GI disorders：neonate/toddler）

G1. 婴儿反胃（infant regurgitation）

诊断标准　3 周～12 月龄其他方面健康的婴儿，必须包括以下 **2 项**：

1. 反胃每日 2 次或更多次，持续至少 3 周
2. 无干呕、呕血、吸入性肺炎、睡眠呼吸暂停、发育障碍、喂养或吞咽困难或异常体态

G2. 反刍综合征（rumination syndrome）

诊断标准　必须包括以下**所有**条件，且至少持续 2 个月：

1. 腹肌、膈肌和舌肌的反复收缩
2. 不费力地将胃内容物反入口腔，或吐出，或再咀嚼后咽下
3. 具备以下 *3 项或 3 项以上*：
   a. 发病年龄在 3～8 月龄
   b. 按 GERD 和反胃治疗无效
   c. 不伴有痛苦的征象
   d. 睡眠中和当婴幼儿与周围人交流时不发生反刍

G3. 周期性呕吐综合征（cyclic vomiting syndrome，CVS）

诊断标准　必须包括以下**所有**条件：

1. 6 个月内有 2 次或 2 次以上阵发不停地呕吐，伴或不伴干呕，持续数小时至数日
2. 每位患儿有固定的发作模式
3. 发作间隔数周至数月，发作间期可恢复至基线健康状态

G4. 婴儿腹绞痛（infant colic）

*诊断标准　以临床为目的，必须包括以下**所有**条件:*

1. 症状开始和停止时婴儿小于 5 月龄
2. 婴儿无明显诱因反复出现的长时间哭闹、烦躁*，或易激惹，看护人无法预防或安抚婴儿
3. 无生长发育受限、发热或病态的证据

* "烦躁（fussing）"是指间断地发出难受的声音，属于婴儿"行为"，它不完全等同于哭闹，也不是醒着舒适的样子。婴儿经常在哭闹和烦躁之间波动，因此，在实际工作中，难以区分这两个症状。

以临床研究为目的，婴儿腹绞痛的诊断必须符合以上标准，并同时包括以下 2 项:

1. 在研究者或临床人员进行的为期 7 日的电话或面对面访视中，看护人反映婴儿至少 3 日有哭闹或烦躁，且≥3 小时/日
2. 在筛选的婴儿中，至少有 1 次前瞻性 24 小时行为日记证实婴儿 24 小时哭闹加烦躁的时间≥3 小时

G5. 功能性腹泻（functional diarrhea）

*诊断标准　必须包括以下**所有**条件:*

1. 反复出现无痛性排便，每日 4 次或 4 次以上，为大量不成形粪便
2. 症状持续 4 周以上
3. 发病年龄在 6~60 月龄
4. 若热量摄入足够，不会引起生长发育障碍

G6. 婴儿排便困难（infant dyschezia）

诊断标准　小于 9 月龄婴儿，必须包括以下 2 项:

1. 在成功排出软便或排便不成功前，排便用力和哭闹至少 10 分钟
2. 无其他健康问题

G7. 功能性便秘（functional constipation，FC）

*诊断标准　小于 4 岁婴幼儿，在 1 个月内必须包括以下**至少 2 项**:*

1. 排便次数为每周 2 次或更少
2. 有粪便过度潴留史
3. 有排便疼痛或排干硬粪便史
4. 有排粗大粪便史
5. 直肠中存在大团粪块

在学会如厕排便的儿童，可采用以下额外标准:

6. 在学会如厕排便后，出现大便失禁至少每周 1 次
7. 有排粗大粪便史，甚至可造成厕所堵塞

H. 儿童功能性胃肠病：儿童/青少年（childhood functional GI disorders：child/adolescent）

H1. 功能性恶心和呕吐病（functional nausea and vomiting disorders）

H1a. 周期性呕吐综合征（cyclic vomiting syndrome，CVS）

*诊断标准 必须包括以下**所有**条件：*

1. 6 个月内有 2 次或 2 次以上剧烈的、持续恶心和阵发性呕吐，持续数小时至数日
2. 每位患者有固定的发作模式
3. 发作间隔数周至数月，发作间期可恢复至基线健康状态
4. 经适度的评估，症状不能归咎于其他疾病情况

H1b. 功能性恶心和功能性呕吐（functional nausea and functional vomiting）

H1b1. 功能性恶心（functional nausea）

*诊断标准 必须包括以下**所有**条件：*

1. 以令人不适的恶心为主要症状，出现至少每周 2 次，通常与进食无关
2. 不总是伴随呕吐
3. 经适度的评估，恶心不能完全用其他疾病情况来解释

* 诊断前至少 2 个月符合以上标准

H1b2. 功能性呕吐（functional vomiting）

诊断标准 *必须包括以下**所有**条件：*

1. 呕吐发作平均每周 1 次或更多
2. 无自行诱发的呕吐，不符合进食障碍或反刍的诊断标准
3. 经适度的评估，呕吐不能完全用其他疾病情况来解释

* 诊断前至少 2 个月符合以上标准

H1c. 反刍综合征（rumination syndrome）

诊断标准* *必须包括以下**所有**条件：*

1. 反复反刍，再咀嚼或吐出，且为：
   a. 进食后即发生
   b. 睡眠中无症状
2. 反刍前无干呕
3. 经适度的评估，症状不能完全用其他疾病情况来解释；应排除进食障碍

*诊断前至少 2 个月符合以上标准

H1d. 吞气症（aerophagia）

诊断标准* *必须包括以下**所有**条件：*

1. 过度的吞气动作
2. 由于胃肠道气体增加导致的腹部膨胀，白天明显
3. 反复嗳气和（或）排气增加
4. 经适度评估，症状不能完全用其他疾病情况来解释

*诊断前至少 2 个月符合以上标准

H2. 功能性腹痛病（functional abdominal pain disorders）

H2a. 功能性消化不良（functional dyspepsia，FD）

诊断标准 诊断前症状出现至少 2 个月，必须包括以下令人不适症状中的 ***1 项或多项***，至少每月 4 次：

1. 餐后饱胀
2. 早饱感
3. 上腹痛或烧灼感，与排便无关
4. 经适度的评估，症状不能完全用其他疾病情况来解释

对 FD，现采用以下分型：

H2a1. 餐后不适综合征（postprandial distress syndrome，PDS） 包括餐后饱胀不适或早饱感，以致不能完成平常餐量的进食。支持诊断的条件有：上腹胀气、餐后恶心或过度嗳气

H2a2. 上腹痛综合征（epigastric pain syndrome，EPS） 包括以下所有条件：令人不适（以致影响正常活动）的中上腹疼痛或烧灼感，疼痛不广泛，也不放射至腹部其他区域或胸部，在排便或排气后无减轻。支持诊断的条件有：①烧灼样疼痛，但不出现在胸骨后部位；②常因进餐诱发或缓解，但也可发生在空腹时

H2b. 肠易激综合征（irritable bowel syndrome，IBS）

诊断标准* *必须包括以下**所有**条件：*

1. 腹部疼痛至少每月 4 次，伴有以下 ***1 项或多项***：
    a. 与排便相关
    b. 排便频率的改变
    c. 粪便性状（外观）的改变
2. 在有腹痛和便秘的患儿中，便秘缓解后腹痛无减轻（疼痛随便秘减轻的患儿属于功能性便秘，而非 IBS）
3. 经过适度的评估，症状不能完全用其他疾病情况来解释

* 诊断前至少 2 个月符合以上标准

H2c. 腹型偏头痛（abdominal migraine）

诊断标准 发作至少 2 次，且必须包括以下***所有***条件：

1. 急性发作性剧烈的脐周、腹中线或弥漫性疼痛，持续 1 小时或更长时间（指最重且令人痛苦的症状）
2. 发作间隔数周至数月
3. 疼痛影响正常活动，甚至使患儿丧失活动能力
4. 每位患者有固定的发作模式和症状
5. 疼痛可伴随以下 ***2 种或多种***症状：
   a. 厌食
   b. 恶心
   c. 呕吐
   d. 头痛
   e. 畏光
   f. 面色苍白
6. 经适度的评估，症状不能完全用其他疾病情况来解释

* 诊断前至少 6 个月符合以上标准

H2d. 功能性腹痛—非其他特指（functional abdominal pain-not otherwise specified）

诊断标准 发作至少每月 4 次，必须包括以下***所有***条件：

1. 发作性或者持续性腹痛，不只是在生理情况时发作（如进食、月经期）
2. 不符合肠易激综合征、功能性消化不良或腹型偏头痛的诊断标准
3. 经适度的评估，症状不能完全用其他疾病情况来解释

* 诊断前至少 2 个月符合以上标准

H3. 功能性排便障碍（functional defecation disorders）

H3a. 功能性便秘（functional constipation，FC）

诊断标准 必须包括以下 ***2 项或 2 项以上***，症状出现至少每周 1 次，持续至少 1 个月，不符合肠易激综合征的诊断标准：

1. 年龄至少 4 岁的儿童，排便次数为每周 2 次或更少
2. 大便失禁至少每周 1 次
3. 有粪便潴留的被动姿势或过度忍受粪便潴留的病史
4. 有排便疼痛或排干硬粪便的病史
5. 直肠中存在大团粪块

6. 有排粗大粪便史，甚至可造成厕所堵塞
7. 经适度的评估，症状不能完全用其他疾病情况来解释

H3b. 非潴留性大便失禁（nonretentive fecal incontinence）

*诊断标准　年龄至少4岁，病史至少1个月，必须包括以下**所有**条件：*

1. 在不适当的公共场所排便
2. 无粪便潴留的证据
3. 经适度的评估，大便失禁不能完全用其他疾病情况来解释

基层医疗委员会成员照片

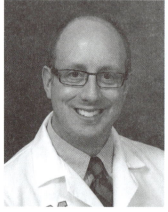

Joel J. Heidelbaugh, MD

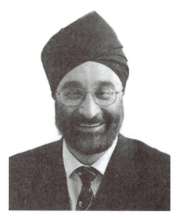

Pali Hungin, MD, FRCGP

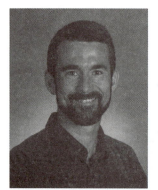

William Cayley, Jr., MD

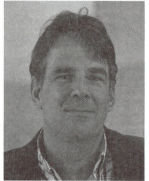

Niek J. de Wit, MD, PhD

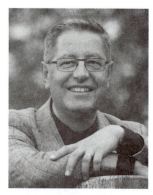

Jean W.M. Muris, MD

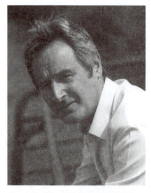

Greg Rubin, MBBS, FRCGP

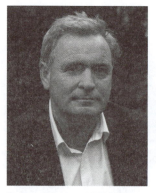

Bohumil Seifert, MD, PhD

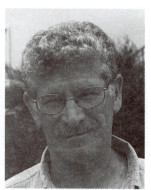

Ami D. Sperber, MD, MSPH

索　　引

A

阿片引起的便秘（OIC），诊断标准　96，121，122

嗳气症　41，45，118

　　胃嗳气　45

　　胃上嗳气　45

昂丹司琼　34，47

B

苯噻啶　77

补充和替代疗法（CAM）　111

不协调性排便，生物反馈治疗的疗效　68，69

C

餐后饱胀　41

餐后不适综合征（PDS）　30，41

茶碱　34

肠易激综合征（IBS）　73，85

　　感染后肠易激综合征（PI-IBS）　109

肠易激综合征（IBS），儿童　73，74

肠易激综合征（IBS），以患者为中心的诊疗（PCC）　13

肠易激综合征，便秘型（IBS-C）　86，101

肠易激综合征，腹泻型（IBS-D）　86，101

肠易激综合征，混合型（IBS-M）　86

催眠疗法　84，103

D

大便失禁　62，63

　　非潴留性大便失禁　131

大麻素剧吐综合征　46

胆源性疼痛　30，123

胆管 Oddi 括约肌功能障碍　124

胆囊功能障碍　123

E

恶心和呕吐症　46

F

反刍 83，84

反流高敏感 31，35

非糜烂性反流病（NERD） 34

非特异性功能性肠病 51，52，60

非特异性功能性肛门直肠疼痛 66，125

非心源性胸痛（NCCP） 32

非甾体抗炎药（NSAIDs） 85，95

腹型偏头痛，儿童 73，87

G

肛管 65

肛门直肠压力图 63

肛提肌综合征 66，67

功能性便秘（FC） 73，81，82

功能性便秘（FC），婴幼儿 73，81

功能性肠病（FBDs） 70，86，88，89

功能性恶心 46

功能性腹痛病 74，87，129

功能性腹痛—非其他特指（FAP-NOS） 73，86，88

功能性腹泻，婴幼儿 73，79，80

功能性腹胀 121

功能性肛门直肠疾病 62

　　功能性肛门直肠疼痛 62，66

功能性排便障碍 62，69

功能性烧心 31，34

功能性食管疾病 4，23，38

功能性吞咽困难 31，38

功能性胃肠病（FGIDs） 50

功能性胃肠病（FGIDs），多元文化特征 105

功能性胃肠病（FGIDs），生物-心理-社会问题 21～24

功能性胃肠病（FGIDs），婴儿/幼儿和儿童/青少年 73

功能性胃肠病（FGIDs）多维度临床资料剖析（MDCP） 101

功能性胃十二指肠疾病 9，41

功能性消化不良（FD） 41，42

功能性消化不良（FD），儿童 84

功能性胸痛 31，32

H

缓泻剂 66，70

J

基层医院，诊断和处理策略 7

健康相关生活质量（HRQOL） 22，23

焦虑 64，69

解释模式 93，108，109

痉挛性肛门直肠疼痛 66，68

聚乙二醇（PEG） 83

K

抗抑郁药 85，87

  选择性 5-羟色胺再摄取抑制剂（SSRIs） 95

  5-羟色胺-去甲肾上腺素再摄取抑制剂（SNRIs） 95

  三环类抗抑郁药（TCAs） 85，95，103

可酵解的低聚糖、双糖、单糖和多元醇（FODMAP）饮食 87，103

M

麻醉剂肠道综合征（NBS）/阿片引起的胃肠道痛觉过敏（OIGH） 92，95

慢性恶心呕吐综合征 46

N

难辨梭菌毒素 80，86

颞下颌关节疼痛 5

P

排便障碍 62

R

认知行为疗法（CBT） 34，37，84

肉毒素 34

S

赛庚啶 77，84

上腹烧灼感 41，48

上腹痛 41，44

上腹痛综合征（EPS） 41

生物反馈 66，67，68

十二指肠嗜酸性粒细胞增多 43

食管下括约肌（LES） 45

T

吞气症 45

W

胃食管反流病（GERD） 5，23，31，75

X

下丘脑-垂体-肾上腺（HPA）轴 25

先天性巨结肠 82

Y

一过性食管下括约肌松弛（TLESRs） 75

胰管 Oddi 括约肌功能障碍 124

抑郁 64，69

癔球症 31，37

婴儿反胃 73，75

婴儿腹绞痛 73，78

婴儿排便困难 80，81

幽门螺杆菌感染 42

Z

质子泵抑制剂（PPIs） 44，48

中枢介导的腹痛综合征（CAPS） 92

中枢神经系统（CNS） 64，75

周期性呕吐综合征（CVS） 46

其他

Bristol 粪便性状量表 65

H_2 受体拮抗剂（H_2RAs） 76